Homeopatía

Dr. Shiv Dua

Homeopatía

Guía de autocuración para principiantes

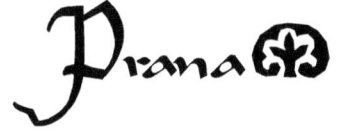

México ◆ Miami ◆ Buenos Aires

Título original: Homeopathic. Self-Healing Guide for beginners…
B. Jain Publishers (P) Ltd.

Homeopatía. Guía de autocuración para principiantes
© Shiv Dua, 2013

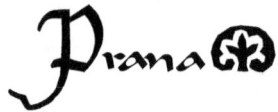

D. R. © Editorial Lectorum, S. A. de C. V., 2013
Batalla de Casa Blanca Manzana 147 Lote 1621
Col. Leyes de Reforma, 3a. Sección
C. P. 09310, México, D. F.
Tel. 5581 3202
www.lectorum.com.mx
ventas@lectorum.com.mx

L. D. Books, Inc.
Miami, Florida
ldbooks@ldbooks.com

Primera edición: enero de 2013
ISBN: 978-1500-605308

D. R. © Traducción: Silvia Espinosa de los Monteros
D. R. © Portada: Lucero Elizabeth Vázquez Téllez

Nota

Cualquier información contenida en este libro no pretende ser considerada como sustitución del asesoramiento médico. Cualquier persona que tenga algún padecimiento que requiera de atención médica, deberá consultar con un médico o terapeuta calificado.

....

Dedicado a...

Este libro está dedicado a mi admirado padre y maestro en homeopatía, el difunto Shri Hira Nand Dua, quien me enseñó mi primera y última lección en la vida: trabaja duro y sigue trabajando duro. Fuimos víctimas de la separación indopaquistaní y nos enfrentamos con audacia a la pobreza. Era el único hijo de mis padres y tenía siete años de edad cuando tuvo lugar la separación. Ignorante de las adversidades de la vida, tuve una magnífica infancia en Paquistán, mientras mi padre manejaba un negocio exitoso de frutos secos en Mandi, Bannu, en la frontera noroeste de Paquistán. Estaba matriculado, lo que se consideraba una buena aptitud en esos días. En la India, nos instalamos en Amritsar, donde mi padre consiguió un empleo como contador (por ochenta rupias al mes) en una casa editorial. Además de la contabilidad, corregía textos, traducía y escribía cuentos para niños. His Hindi-English translator (Editorial M/s Prem Singh Sachdev e hijos, *Bazar Mai Sewan*, Amritsar) era un libro popular en esos tiempos. Para ayudar con los gastos de la casa, mi madre, mis cuatro hermanas y yo hacíamos todo tipo de trabajos en casa, incluyendo doblar y coser hojas impresas, empastar libros, hacer artículos decorativos (como el "Rakhi") y sobres de papel. Durante las vacaciones trabajaba como vendedor ambulante en las calles de Amritsar vendiendo ropa de fábrica, la cual cargaba sobre mi cabeza y hombros. Los gastos para la escuela de los niños eran solventados en parte por mi padre, mi hermana mayor y yo dando lecciones a estudiantes de clase baja. Al ingresar a la universidad, aprendí a escribir a máquina y comencé a trabajar medio tiempo como mecanógrafo para un abogado, así como auxiliar de contador para una firma abastecedora de cartón. Lo más importante de todo era nuestra homeopatía. A pesar de que mi padre tenía escasos recursos, adquiría medicamentos homeopáticos, unani y bioquímicos, para ejercer de forma gratuita en casa. Al principio nuestros pacientes eran nuestros vecinos, las familias que vivían en la misma calle y, posteriormente, los trabajadores de las librerías en el *Bazar Mai Sewan*. En aquellos días, ese *Bazar* estaba repleto solamente de librerías. El gran escritor gurumukhi, Nanak Singh era propietario de una de las librerías.

Yo me encargaba de preparar las dosis de píldoras y polvos envueltas en papel y de indicarles a los pacientes cómo tomar las medicinas. Mi padre tenía muchos libros en Urdú sobre el sistema de medicina homeopática y Unani. Solía llevar a casa diferentes tipos de libros para que los leyéramos. Mis hermanas y yo leímos a casi todos los escritores clásicos como Rabindranath Tagore, Sharat Chand, Bankim Chander, Prem Chand, Gorky y Dostoievski, entre otros. Las novelas fantásticas (*Tilasami*, como yo las llamaría) por ejemplo *Bhoot nath* (*El dios de los fantasmas*) y *Chanderkanta*, escrita por Devaki Nandan Khatri, que se editaban en decenas de volúmenes, eran nuestros favoritos. Me cautivaba tanto el mundo de los libros, que comencé a escribir poemas y cuentos. Mi primer cuento hindú, *Prayshchit* se publicó en el diario *Hindi Milap* cuando tenía doce años de edad. El primer libro de Medicina que me cautivó fue un libro en Urdú, *Asli Kamii Sanyasi*, en el cual se presentan cientos de medicamentos nacionales y unani para todos los padecimientos. El libro, escrito por Hakim Diwan Kahan, Kapur de Lahore, se publicó en diciembre de 1924, y aún está en mi biblioteca. Las imágenes de diferentes órganos del cuerpo humano aparecen en bosquejos hechos a pluma al principio del libro y mi curiosidad infantil las consideraba fascinantes. Las fórmulas (*nushke*) presentadas en el libro son de mucha utilidad. Aún recuerdo haber ingerido hojas trituradas de *árbol "Pipal" y corteza de árbol con miel* contra la estomatitis.

Esta fórmula, que aparece en la página 165 del libro, es muy efectiva para los niños que sufren de frecuentes *úlceras bucales*.

Mi padre era un escritor, homeópata, especialista, luchador competente, nadador y hombre muy piadoso que acudía regularmente a Arya Samaj y al templo Gurudwara Golden. Conocía cinco idiomas: hindú, urdú, gurumukhi, inglés y pashto (lenguaje de Afganistán). Luchó con fuerza y, en medio de la adversidad, nunca perdió la paciencia para reestructurar una segunda llegada a la India. Solía decir que "ningún trabajo es ruin ni degradante aunque trabajemos como obreros".

Me uní como obrero al Indian Bureau of Mines con un salario de dos rupias al día para aprender el trabajo de perforación con maquinaria (investigación de minerales). Viviendo lejos de casa en las selvas de Rajasthan, mis estudios técnicos y académicos continuaron en campamentos quemando verdadero petróleo nocturno. Con el tiempo me matriculé como asistente de perforación y después fui promovido a Asistente Técnico. Dejé al I. B. M. (Indian Bureau of Mines) y me uní al Estudio Geológico de la India, en Calcuta, como Perforador (posición oficial Clase II). Durante mi tiempo de servicio obtuve honores en la India, maestría en Inglés, diplomado en Homeopatía y diplomado Médico en Homeopatía en el Instituto Británico de Homeopatía en Londres. Pasé mucho tiempo en selvas y aldeas para poderme dedicar a la causa de la homeopatía. No había instalaciones médicas para los aldeanos pobres en las remotas selvas, lo que me permitió tratarlos con medicinas homeopáticas.

Mi padre siempre estuvo en contacto conmigo a través de sus inspiradoras cartas, insistiéndome en que estudiara siempre que me enfrentara a un fracaso en el tratamiento de los pacientes. En una de sus cartas escribió: "Las personas que se apasionan por el trabajo deben siempre poner su mayor esfuerzo y sus sentidos en la tarea inmediata. El éxito no puede estar lejos".

Doctor Shiv Dua
M. A., D. I. Hom., D. M. H. (Londres)
RHMP: B-4048 (Haryana)

Agradecimientos

❀ Agradezco al señor Kuldeep Jain por su continuo impulso a que escribiera este pequeño trabajo sobre la Homeopatía. Agradezco a la editoral B. Jain Publishers, que haya editado mis cuatro libros: *Cálculos biliares y renales, Enfermedades bucales, Espondilosis cervical y Conocer y solucionar problemas de la tiroides.* Me siento comprometido con los lectores y les agradezco el interés que han mostrado en mi primer libro sobre los cálculos biliares y renales, el cual se encuentra ya en su segunda edición.

❀ Faltaría a mi deber si no agradezco a mi familia, Uma, Dharmesh, Anu, Akshay y Aryan, cuyo apoyo me permitió dedicarme a escribir.

❀ Agradezco también al señor y la señora H. K. Rawal, a Amit, Nilima y Tanya por su sincero apoyo para lograr esta obra.

❀ Mi sincero agradecimiento al mayor K. C. Virmani, a la señora Raj Virmani y familia por su vivo interés en mis libros y en la Homeopatía. La señora Raj Virmani es también una buena homeópata.

❀ Agradezco al señor Gyan Budhiraja, a Indu, Deepak, Sangeeta, Pardeep y Charu por su ayuda y estímulo a escribir este libro.

❀ Tampoco debo dejar de agradecer al doctor Sanjeev Kumar, BHMS, medallista de oro, a Faridabad por la ayuda que ha brindado de tiempo en tiempo a través de discusiones y sugerencias significativas sobre varios temas relacionados con los medicamentos homeopáticos.

⚘ Es mi obligación agradecer al doctor D. K. Mukherjee, Jaipur/Kolkata por su amable ayuda y alianza para tratar a cientos de pacientes durante los años 1995 a 1997 en el Kalibari Homoeopathic Charitable Hospital, Kali Mandir, Malviya Naagr, Jaipur.

⚘ Mi sincero agradecimiento al doctor Mukesh Mathur, el entonces oficial médico del Rukmadevi Bajaj Dharmarth Homoeopathic Hospital, en Kekri, distrito de Ajmer, Rajasthan (1996), de quien conocí valiosas sugerencias en la profesión. Fue el doctor Mathur quien me presentó como un famoso homeópata de Delhi en una de sus campañas de Homeopatía organizadas el 18 de enero 1996 y el 19 de enero 1996 en Kekri. A esta campaña se le dio una extensa publicidad a través de circulares y periódicos de Ajmer y Jaipur.

⚘ Mi agradecimiento al doctor Satish Sharma, el entonces oficial médico (1996) en el dispensario homeopático del Gobierno de Rajasthan, en Kekri, Ajmer, de quien aprendí un método común para prescribir en los casos difíciles de la población rural. En muchas ocasiones me dio la oportunidad de atender esos casos difíciles en el dispensario oficial presentándome ante una mejor comprensión de la Homeopatía. Lo considero mi respetable mentor.

⚘ Mis cientos de artículos sobre Homeopatía (en hindú e inglés), publicados desde los últimos 10 años en diferentes revistas, periódicos y boletines como *Vital Informer, Homoeopathic Heritage, Homoeopathy for All, Homoeopathic Sandesh, Vivek Jyoti, Rajasthan Patrika* y *Dainik Bhaskar* son fuente de enorme inspiración para mí. El crédito de este tipo de fascinante repertorio es para los editores de revistas, boletines y periódicos. Expreso mi sincero agradecimiento a las siguientes distinguidas y honorables personalidades y editores.

❀ Al editor Rajasthan Patrika, Jaipur, Rajasthan.

❀ Al editor Denik Bhasker, Jaipur, Rajasthan.

❀ Al editor Vivek Jyoti, Bhadra, Hanumangarh, Rajasthan.

❀ Al profesor (doctor) V. K. Gupta, Hony, editor HFA, Noida, director, NHMC, Nueva Delhi y Hony, consejero del Presidente de la India.

❀ Al doctor Nidhi Luthra, editor de *Homoeopathy for All*, Noida.

❀ Al doctor Farokh J. Master, jefe de Edición, *Homoeopathic Heritage*, Nueva Delhi.

❀ Al doctor Rohit Jain, editor, *The Homoeopathic Heritage*, Nueva Delhi.

❀ Al doctor Manish Bhartiya, editor, *Vital Informer*, Nueva Delhi.

❀ Al doctor Hira Singh Namdhari, ex editor, *Hahnemann Homoeo Sandesh*, vicepresidente, D. H. M. A, Nueva Delhi.

❀ Al doctor V. P. Gupta, presidente fundador y editor general, *Chronicle*, S. D. H. A. (órgano oficial de la Asociación Homeopática del Sur de Delhi) Nueva Delhi.

Doctor Shiv Dua

Prefacio

En esta época de creciente esperanza de vida de los seres humanos y de un cada vez mayor número de trastornos de la salud inducidos por el fracaso del actual Sistema de Salud (Alopatía), las personas andan siempre en busca de una alternativa más segura y efectiva. La Homeopatía es una de las mejores y más seguras terapias con un determinado potencial. Los médicos homeópatas practican principalmente en ciudades y poblaciones. No se les ve en aldeas, excepto en algunas regiones del Occidente de Bengala, en Bihar, Rajasthan y Assam. Este libro va dirigido a los habitantes de aldeas y pequeños poblados donde no hay médicos homeópatas disponibles, pero donde algunas personas se interesan por la Homeopatía y utilizan las medicinas homeópatas en casa. Una persona común puede sacar provecho a la automedicación con el apoyo de este libro, independientemente de que viva en una zona urbana o rural.

La primera parte del libro consiste en una introducción a la Homeopatía de la forma más sencilla con buenos hábitos de salud y una lista de las medicinas más comunes para tener en casa.

La verdadera utilidad de este libro yace en la segunda parte, que ha sido planteada para hacer un diagnóstico basado en cada padecimiento. Existen tres medicamentos básicos que serán listados uno tras otro en el orden de su preferencia. Se han sugerido los temas centrales para consultar el primero, segundo y tercer remedio. Si el primer remedio falla, se debe tomar el segundo y si el segundo falla, se debe tomar el tercero. No se presenta ningún síntoma en el remedio. El solo nombre del padecimiento, como resfriado, fiebre, tos, etcétera, facilita el decidir por los remedios en el orden dado y esto no confundirá a un hombre común. Si los tres remedios no resultan eficaces, será mejor consultar con un médico homeópata, aunque sea casi imposible poder hacerlo.

Los estudiantes de Homeopatía y las personas que tienen conocimientos sobre Homeopatía y conocen los nombres de las enfermedades y los síntomas, pueden pasar hasta la tercera parte del libro para consultar la prescripción sencilla de algún remedio.

Al inicio de la enfermedad, hay una introducción al padecimiento bajo la columna "¿Sabes algo acerca de...?" Si se trata de la fiebre, encontrarás "conoce acerca de la fiebre". Aquí se describe qué son las fiebres, sus causas y su manejo; así como lo que conlleva el tratarla. Después hay un segundo encabezado, "Primer paso del tratamiento", donde se sugieren las precauciones y los pasos del tratamiento.

Cada persona tiene aptitudes. Todos poseen una cualidad innata que debe ser revelada. Aquellos que no saben cómo poner en práctica las habilidades pueden sacar provecho de este libro. Convertirse en médico o ingeniero son algunos de los deseos que los niños tienen hoy en día y sus padres les muestran estos sueños. Un niño no conoce mucho sobre otras profesiones, sin embargo sus visitas a los médicos les fascinan a algunos niños. El doctor es uno de los ejemplos a seguir para el niño. Los equipos de juguete que contienen termómetro, estetoscopio, inyecciones y una caja de medicinas son artículos de fantasía para que los niños actúen como un doctor. Algunos niños desarrollan una oculta urgencia por aprender Medicina, pero el destino los convierte en ejecutivos de una empresa, ingenieros, científicos, contadores colegiados, abogados, químicos, maestros, actores, escritores, gerentes de tienda, secretarios y servidores públicos. Esas personas pueden aprender la Homeopatía a través de este libro para curarse a sí mismas y a su familia. Este libro cumplirá su deseo de aliviar a sus amigos, familiares y a los pobres. El anhelo de aprender no se limita a las personas que no se relacionan con la Medicina. Es un proceso oculto en toda persona que esté interesada, que igual puede tratarse de un médico alópata calificado. Éste es un ejemplo de cómo el aprendizaje llega casi a la perfección. Fui enviado algunos días a la aldea de Lakhasar, en el distrito Bikaner, Rajasthan en conexión con las investigaciones Potash en 1976. Estuve con mi colega, el señor R. M. Singh, ingeniero de perforación, quien estaba a cargo de la operación. Su mejor amigo, el doctor Sharma, quien era jefe médico en el dispensario del Estado, Lakhasar. Había completado su licenciatura en Medicina y licenciatura en Ciencias y lo habían designado a esta área rural. ¿Acaso el doctor Sharma no sabía qué hacer para entender cómo es que un medicamento homeopático podría curar sin una sustancia medicinal moderna? Discutíamos cada día durante horas sobre eso. Para saber más al respecto, le obsequié al doctor Sharma un libro. Aún recuerdo que fue el libro de T. S. Iyyer, *Guía de Homeopatía para principiantes*. Sharma leyó el libro varias veces. Estaba tan convencido de los principios de la Homeopatía, que adquirió otros para estudiar sobre ella. Además, probó medicamentos homeopáticos en sus pacientes, especialmente en los casos quirúrgicos. Pasó el tiempo y de tiempo en tiempo me trasladaban a otros estados de la India. Volví a la zona de Bikaner después de 14 años en una designación cerca de Palana y por casualidad me encontré con el Sharma. Me sorprendió saber que había adquirido una enorme popularidad como un eminente cirujano en Bikaner, no solamente por su práctica alópata, sino por su aplicación de la Homeopatía en los casos quirúrgicos complicados. Sus servicios eran incluso requeridos por el entonces Jefe de Gobierno de Rajasthan, el honorable Shri Bhairon Singh Shekhawat, ahora honorable Vicepresidente de la India. Aquí estaba un deslumbrante ejemplo de la excelencia de la Homeopatía.

La prescripción homeopática no es así de sencilla; sin embargo, se ha buscado con este libro que parezca sencillo. Un remedio simple proporcionado en este libro puede convertirse en un "acierto" o un "fracaso", pero confío que habrá más "aciertos" que "fracasos". Este libro es un catálogo con el cual se pueden resolver los padecimientos comunes en casa. Las medicinas que se mencionan en el libro no requieren de la asesoría de un médico y no dañarán su salud si se administran conforme a las instrucciones dadas en la primera página del libro.

"No es difícil aprender cualquier arte o ciencia si uno se interesa en ello. Si el pasto puede brotar de entre los ladrillos de cemento de una pared, ¿por qué los aprendices no pueden alcanzar el éxito y ayudarse a sí mismos?" Este libro será de gran beneficio para ellos.

Doctor Shiv Dua
Faridabad

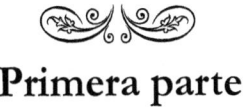

Primera parte

Una visión

¡Felicidades! Has adquirido este libro. Esto quiere decir que te preocupas por tu salud y la de tu familia, tus parientes y amigos. Quizá no seas un médico, pero deseas conocer los medicamentos que podrían curar enfermedades prevenibles y que no presentan efectos secundarios. Te puedo asegurar que cuando los medicamentos prescritos curen al paciente, aumentará tu autoestima, tu estado de ánimo y sentirás un enorme placer por haber ayudado a alguien.

Los medicamentos y fórmulas incluidos en este libro no afectarán tu salud. No presentarán efectos secundarios; sin embargo, si sientes que el medicamento provoca alguna reacción, consulta al médico. La sensibilidad es diferente en cada paciente. No existe cura para las dudas y los presentimientos. En la mayoría de los casos, los medicamentos homeopáticos incluidos en este libro no provocarán reacciones siempre que las dosis y la potencia del medicamento se administren de acuerdo con las indicaciones ahí establecidas.

Al tomar medicamentos homeopáticos, estarás más cerca de alcanzar una salud natural. La salud no es un sueño difícil de alcanzar con un estilo de vida hindú, siempre que estés dispuesto a mantenerlo. La salud es un maravilloso obsequio del Todopoderoso que ha sido implantado a través de la herencia.

Tu dieta, tu estilo de vida, tu entorno y vivienda son, dependiendo de la región donde vivas y de la religión que profeses, importantes para determinar la salud. La India tiene diferencias atmosféricas, sociales y geográficas en cada estado. Las personas en cada estado tienen ambientes sociales y climáticos distintos, así como diferentes estilos de vida, diferentes gustos, diferentes dietas, diferente vestimenta y, sobre todo, diferentes maneras de pensar respecto a cómo abordar los problemas de salud. Todo esto se relaciona con tu salud. Si la dieta tradicional, el tipo tradicional de vivienda y el estilo de vida no se descartan en la región donde vives ni en la religión que profesas, lo mejor de la salud será tuyo. Si te apartas de las bases tradicionales, te estarás encaminando hacia las enfermedades. Tu cuerpo está adaptado a tu tipo de atmósfera y a tu estilo de vida en tu lugar de nacimiento y, si te alejas de esto, sería como separarte de la madre Tierra y de la salud. Aquí se da un ejemplo. Un amigo mío bengalí se mudó de su aldea en Bengala a Delhi por cuestiones laborales. Pasar de una atmósfera saludable y pura a una ciudad contaminada hizo una diferencia en la salud de toda su familia; pero, de algún modo, continuaron tomando medicinas para padecimientos menores durante años. Un día nos volvimos a ver después de mucho tiempo y me habló sobre su salud —afecciones, en especial de la piel, en todos los miembros de su familia—. Al preguntarle, me enteré de que habían cambiado el aceite de mostaza para cocinar por aceite de girasol, pensando que era bueno para la presión arterial. Por consejo mío, cambió su aceite de cocina por aceite de mostaza y todas las afecciones de la piel desaparecieron. Cuando los pacientes presenten el mismo tipo de afección en uno o más miembros de la familia, indaga sobre el cambio en el aceite para cocinar. Nuestros antepasados utilizaban los aceites tradicionales, como el "Desi Ghee", aceite de mostaza, aceite de cacahuate, aceite de ajonjolí y aceite de coco. Estos aceites dan una complexión hereditaria y el cambio en los aceites puede provocar alteraciones en el metabolismo. Analiza este aspecto de la salud.

El tratamiento de un padecimiento en casa con el apoyo de la Homeopatía no es algo difícil, siempre y cuando te intereses por aprender. En este libro se ha manejado la Homeopatía con un método no científico para no confundirte. El objetivo del libro no es convertirte en un médico sino en un *agudo observador de la salud*. Una vez que cures a los pacientes, ganarás una enorme confianza en ti mismo.

Creo que incluso sin el apoyo de cualquier sistema de medicamentos, incluyendo la Homeopatía, los padecimientos, tales, como la fiebre simple, la constipación, la diarrea, el resfriado, la tos, la jaqueca, etcétera, pueden ser tratados en casa sin necesidad de medicamentos mediante el cambio de la dieta, las rutinas y con las debidas precauciones. El único problema es que nos falta paciencia para esperar. Todos queremos aliviarnos pronto de modo que el trabajo, el estudio o el negocio no se vean perjudicados. Para una pronta recuperación, las personas toman medicinas alópatas que adquieren en la farmacia sin consultar a un médico. Ésta es una práctica peligrosa para la salud.

Cambiar a la Homeopatía es una mejor alternativa que experimentar los riesgos de la automedicación alópata. A continuación se presenta una mejor alternativa a los analgésicos alópatas que existen en la Homeopatía. Pruébalos para comprobar los resultados por ti mismo.

Analgésicos homeopáticos I

Ante una severa jaqueca o cualquier otro dolor, las personas (principalmente en regiones rurales) adquieren actualmente las tabletas conocidas como "Hara patta". En el área urbana de la India, las personas conocen muchas marcas de analgésicos. Ahora prueba este analgésico homeopático. Toma Belladona 30, cuatro píldoras cada cinco minutos, seis dosis en un lapso de treinta minutos y observa los resultados. Tendrás un alivio inmediato. Si el dolor se detiene después de la primera, segunda o cualquiera otra dosis subsiguiente, interrumpe el medicamento.

Analgésicos Homeopáticos II

Si la Belladona administrada de acuerdo con las anteriores indicaciones no produce resultados, toma Magnesium Phos. 6x, cuatro tabletas cada cinco minutos, cuatro dosis en un lapso de 20 minutos con agua tibia y obtendrás extraordinarios resultados curativos, mejor que con la Aspirina.

Tres reglas básicas para una buena salud

La ciencia médica actual en los países occidentales se ha percatado de que el estilo de vida y la dieta hindú juegan un papel esencial en la implementación de una buena salud. Éstas son tres joyas valiosas de la salud:

- Una dieta buena y regular.
- Una rutina regular de ejercicio.
- Una distracción regular de la mente para evitar el estrés.

Una dieta preparada en casa es la mejor, cualquiera que sea la región o el estado donde vivas. Hazla regular, de tal modo que la consumas a tiempo. Dedica un poco de tu tiempo a ejercitarte todos los días.

Dedica un tiempo para orar a Dios en casa o planea una rutina para acudir a un *templo, Gurudwara, Masjid* o *iglesia,* de acuerdo con tus creencias, para eliminar el estrés. Ábrete, discute y revela tus tristezas con tu pareja, tu amigo o tu familiar y siéntete seguro de que hay alguien interesado en ti y que te escucha con paciencia.

Vida saludable: algunos consejos

Vivir en una casa puede hacerte sentir sano o enfermo, dependiendo de la forma en que vives, la manera en que acostumbras limpiarla y mantenerla. Por lo general, las personas les dejan este aspecto de la limpieza a las amas de casa y no se toman la molestia de ayudarlas. Pues bien, ése es el estilo de vida que a los hombres se les ha inculcado en la India; sin embargo, a los hombres de la familia les corresponde elegir una casa en la que deberán seguirse las siguientes reglas:

- La casa deberá mantenerse limpia y cada día se dedicará tiempo a su cuidado.
- La casa deberá contar con un sistema determinado de ventilación, de tal manera que se reciba y se libere suficiente aire. Si las personas que habitan la casa reciben aire fresco, es probable que tenga una larga vida.
- No permitas que se fume en la casa, incluso si tienes amigos o parientes que fumen; pídeles que dañen sus pulmones fuera de la casa. Si tú mismo eres fumador, es mejor que salgas de casa a destruirte tú mismo. ¿Por qué tiene tu familia que padecer las enfermedades que deseas inducir mediante un método pasivo?
- Si cuentas con algún espacio en tu casa para acomodar algunas plantas y flores, piensa que es un camino hacia la buena salud. Las plantas caseras mantienen el aire fresco y absorben muchos químicos tóxicos que se encuentran suspendidos en el aire.
- Asegúrate de que todas tus habitaciones tengan un adecuado sistema de luz natural. Si en tu habitación no cuentas con una buena entrada de luz solar, entonces ten disponible una buena luz artificial. Pasa casi todo tu tiempo fuera de la habitación, ya sea en una terraza o en otra habitación donde tengas disponible una luz natural.

🕉 A ningún miembro de la familia se le debe permitir subir el volumen de los sistemas de sonido, excepto en determinados días de celebración.

🕉 Si cuentas con una computadora, un sistema de microondas o un televisor en casa, no permitas que tus hijos u otros miembros de la familia se sienten cerca, a los lados o en la parte posterior del televisor, del microondas o de la computadora. Mantén una distancia razonable de estos aparatos cuando se encuentren en funcionamiento. Intenta pasar un mínimo de tiempo trabajando en las computadoras.

🕉 Los perfumes, los pesticidas, los destapacaños, los limpiadores de pisos, los polvos insecticidas, los aerosoles para matar los mosquitos y otros químicos caseros deben mantenerse fuera del alcance de los niños.

🕉 Todas las conexiones, tableros y contactos eléctricos deberán instalarse a una altura razonable en la pared, de tal modo que los niños no puedan alcanzarlos fácilmente. Los contactos de energía en los tableros de electricidad que se encuentran al nivel del piso deberán estar enchufados o se debe colocar cinta plástica sobre los orificios, de tal manera que los niños no puedan introducir sus deditos. Mantén alejados a los niños cuando utilices la plancha eléctrica, la pulidora y la lavadora.

🕉 Utilizar calentadores en la habitación durante el invierno es riesgoso para la salud si se ajusta demasiado alto. A una velocidad moderada, será tenue.

🕉 Intenta no tocar los interruptores eléctricos con las manos mojadas cuando te encuentres en el baño o en la cocina. Utiliza zapatos de goma en la cocina y en el baño y sécate las manos antes encender o apagar el interruptor.

🕉 No bebas alcohol en presencia de los niños y no permitas que tus amigos o familiares lo hagan.

❀ Instala un botiquín de medicamentos sobre una de las paredes de tu casa. Además de medicamentos de primeros auxilios (tanto alópatas como homeopáticos, tal como se sugiere en este libro), este botiquín deberá contar con un compartimiento independiente para una botella de agua caliente, una almohadilla eléctrica, un termómetro, algodón esterilizado, gasas, cinta adhesiva quirúrgica, vendas, tijeras y pinzas para extraer astillas, aguijones de abeja o pedacitos de vidrio.

❀ En tu refrigerador debes conservar una pequeña cantidad de verduras que consumirás durante, digamos, dos días. No almacenes verduras y frutas durante más de dos días. Conviértelo en un hábito. Es mejor que almacenes agua para beber en una jarra de barro que en las botellas en el refrigerador. Incluso si deseas beber agua muy fría, no la tendrás a la mano si no la almacenas en botellas y dentro del refrigerador. Tendrás que sacar hielo para refrescarla.

Actitudes más sabias para todos

—Yo soy Gyan Budhiraja. Él es mi amigo, Narain Das Nagpal.

—Yo me llamo Jeewan Das Rawal, encantado de conocerlos a los dos.

—Yo soy Prem Rawal.

¿Qué concluyes? Son varias personas presentándose entre sí. Sí, son físicamente distintas. Ahora piensa en la estructura de sus cuerpos, independientemente de su identidad a través del nombre. Son uno solo. Todo ser humano posee un tipo de estructura en lo que concierne al cuerpo. El cuerpo está formado por una enorme y complicada estructura compuesta por carne, huesos y órganos. Los diferentes órganos del cuerpo se encuentran agrupados en distintos sistemas que llevan a cabo funciones corporales específicas. Éstos poseen diminutas células corporales que son la base de todos los órganos y tejidos. Todo el cuerpo está comprimido en una sola unidad a la cual se le ha dado una identificación, un nombre.

Si Budhiraja está sufriendo de un ataque agudo de dispepsia, esto significa que su sistema digestivo no está funcionando adecuadamente. Si Nagpal sufre de resfriado y tos, esto significa que su sistema respiratorio no funciona bien. Éstos son dos ejemplos, pero existen cientos de otros padecimientos contra los cuales los distintos sistemas del cuerpo muestran su malestar. La etiología de un cuerpo enfermo varía de una persona a otra, pudiendo haber sido adquirida a través de infecciones, envenenamientos, alergias, una inadecuada asimilación o incluso una modalidad heredada. La etiología de un cuerpo enfermo se debe también a accidentes y traumatismos externos. Lo sorprendente del cuerpo es que posee su propia capacidad para sanar y restablecer la salud en los padecimientos menores, sin contar las lesiones externas. A esta capacidad del cuerpo se le conoce en la Homeopatía como *fuerza vital*. Todos poseen una cierta cantidad de *fuerza vital* en el cuerpo y depende del individuo que la conserve y la incremente a través de un único medio, esto es, a través de sus posturas con respecto a su dieta, su estilo de vida y su mantenimiento a través del ejercicio. Yo llamo a estas posturas *Posturas más prudentes*. Una vez que conozcas e identifiques estas posturas más sabias, tendrás la capacidad para combatir y prevenir las enfermedades.

Una salud absoluta no existe actualmente debido a la influencia del medio ambiente contaminado, al modo de vida antihigiénico, a los padecimientos heredados, al abuso de drogas y al desconocimiento de las reglas para mantener una buena salud por parte de la población. Se puede decir que dependemos entre un 70 u 80 por ciento del adecuado modo de vida que llevemos. Esto cuenta para una salud normal, si no es que absoluta. El 20 ó 30 por ciento restante depende del tratamiento con medicinas. El cuerpo está diseñado para conservar la energía o su fuerza vital siempre que su mantenimiento sea el adecuado. Poseemos un sistema de protección contra las enfermedades. Dejemos que se implemente este sistema o reglamento de salud. Las reglas de salud son: levantarse temprano por las mañanas, evitar desvelarse, salir a caminar por las mañanas, llevar a cabo una rutina de ejercicio, consumir una dieta balanceada y nutritiva y evitar cualquier tipo de exceso, ya sea en la comida, en el sueño, en el sexo, en la angustia, las tensiones y así sucesivamente. A la gran mayoría no nos ha sido posible adherirnos a estas reglas de oro. La palabra *muy* nos inquieta a cada paso de nuestra vida. Estamos "muy" ocupados, la vida es "muy" acelerada, el tiempo es "muy" corto y queremos ser "muy" ricos de la noche a la mañana.

Al no tener tiempo y estar muy ocupados, optamos por los alimentos preparados al instante, es decir, la "comida rápida", las botanas y una gran variedad de comida chatarra, irrumpir y asaltar el supermercado. Nuestra actitud hacia la comida sencilla, pero nutritiva ha cambiado por completo. Sabemos que estamos consumiendo comida dañina y aun así no podemos evitarlo. Sabemos que las bebidas frías, conocidas como bebidas suaves, son severas con nuestro sistema corporal, pero seguimos consumiéndolas. No puedo obligarte a dejar todo esto, pero ciertamente puedo sugerirte algunas de las actitudes y reglas de oro que te mantendrán en forma aun estando "muy ocupado". No tienes tiempo para caminar por las mañanas o las tardes o incluso para una rutina ligera de ejercicio. Para ti y las personas como tú, éstas son algunas sugerencias útiles:

❀ Levántate de la cama a la hora acostumbrada. No te levantes de prisa. Siéntate sobre la cama con tus pies tocando el piso. Coloca tus manos al frente, observa las palmas, frótalas entre sí durante 20 minutos y recorre tu rostro con las palmas hacia abajo. Repite esto tres veces. Ahora agradécele a Dios haber dormido bien y por permitirte vivir en este mundo después de tu muerte durante la noche. El sueño, estarás de acuerdo, es como una muerte temporal. Así que aprovecha al máximo este nuevo día. (Objetivo: al frotar las palmas y darle tiempo a tu cuerpo después de dormir, en realidad le habrás dado tiempo a tu corazón para ajustarse y llevar a cabo la circulación, ya que éste se encontraba en reposo durante el sueño.)

❀ Bebe por lo menos dos vasos de agua sin enjuagarte la boca. Es mejor que el agua que beberás por la mañana la coloques en una jarra de cobre la noche anterior. Enciende la radio o la grabadora y escucha música de alabanza a Dios. Camina por la habitación durante algunos minutos y entra al sanitario. (Objetivo: evitar el estreñimiento, desarrollar la autoestima e incrementar el poder mental).

✿ Elige un inodoro tipo hindú para evacuar. Evacúa sin esforzarte. Durante la evacuación, aprieta tus dientes superiores contra los inferiores con la boca cerrada. Esto fortalecerá las raíces de tus dientes. Si tienes la sensación de que tu intestino no se ha despejado, existen dos métodos que pueden probar. Presiona con ambos pulgares las comisuras' de tus labios. Continúa presionando hasta contar 20. Libera la presión y cuenta hasta 10. Repite tres veces esta acción de presionar y soltar. Si este método no funciona, intenta otro. Coloca ambas manos sobre tus pies ejerciendo presión con las palmas. En esta posición, levanta lentamente tu trasero de tal modo que tus pantorrillas y muslos formen un ángulo de 90 grados o más. Mientras levantas los glúteos, inhala profundamente, sostén la respiración y libera el aire lentamente mientras desciendes tus glúteos. Repite dos o tres veces esta acción y evacuarás con facilidad.

✿ Cepilla tus dientes con dos tipos de pasta, una de las cuales debe contener hierbas. Utiliza una de las pastas diariamente durante tres días y después cambia a la siguiente durante los siguientes tres días. Utiliza una por una y, al séptimo día, limpia tus dientes con Datun, si está disponible en el mercado. Si no lo encuentras, utiliza el polvo Dantmanjan o sal con aceite de mostaza. Siempre reemplaza el cepillo de dientes cuando se desgaste. Frota tu lengua con un limpiador de lengua después de cepillarte.

✿ Toma un baño. El agua caliente se puede usar durante el invierno, pero justo después del baño evita exponerte a las corrientes de aire. Durante el verano, si eres hombre, intenta bañarte al aire libre en vez de un baño cerrado. Al bañarse al aire libre se recibe una frescura que no se puede obtener en un baño cerrado.

❀ Antes del baño, realiza las siguientes actividades:
Orina para que vacíes tu vejiga.

Unta tu dedo meñique derecho con aceite de mostaza e insértalo en tu ombligo ("Nabhi", en Hindú) dos o tres veces de modo que el ombligo quede aceitado. Ahora unta tus dedos meñiques de ambas manos con aceite e insértalos en tus oídos, de modo que el aceite quede aplicado en las paredes interiores. No viertas el aceite al interior de los oídos. De igual manera, con la ayuda de tu meñique derecho, unta aceite en ambas fosas nasales. Con la ayuda del dedo meñique izquierdo, aceita tu cavidad anal. Lava tus manos y ahora aplica algo de aceite en ambos dedos grandes del pie. (Objetivo: fortalecer los intestinos, evitar enfermedades por contaminación en oídos y nariz, prevenir las hemorroides y otras enfermedades rectales y cuidar de la vista al lubricar los dedos grandes del pie).

❀ Durante el baño, haz buches de agua. Mantén el agua en la boca hasta que termines de bañarte. Usa jabón sólo dos veces a la semana. En vez de esto, frota tu cuerpo con tus manos y el agua. Después del baño, con la ayuda de un tarro lleno de agua, salpica tus ojos con agua durante por lo menos 10 minutos. Abre los ojos y salpica sólo una vez a tus ojos abiertos. Mientras salpicas, tu boca seguirá llena de agua. Después de salpicar el agua, escupe el agua de tu boca. Frota vigorosamente tu cuerpo con una toalla suave después del baño. (Objetivo: cuidar de los ojos, rostro y piel).

❀ Si cuentas con un altar en casa, dedica cinco o diez minutos a rezar y enciende "dhoop" o "agarbatti". Lo que sigue es la comida y el condimento. Después del desayuno, enjuaga tu boca con agua cinco veces de modo que retires todas las partículas de alimento. Esto debe repetirse después de la comida y la cena. La mejor manera es mantener el agua en la boca y frotar los dientes y las encías con ayuda de tu dedo índice. El uso de un palillo después de la comida es un hábito saludable.

✿ Sal de tu casa, respira profundamente tres veces inhalando y exhalando para tomar aire fresco, observa tu hermoso hogar y despídete de tu familia. Ahora ingresarás a un mundo de contaminación.

✿ Si en tu trabajo debes permanecer mucho tiempo sentada, intenta cambiar tu posición cada media hora o recostarte sobre el escritorio. Deslízate hacia la izquierda, la derecha, hacia adelante y hacia atrás en la silla. Inclina y estira tu espalda y cuello de vez en cuando. Estira tus piernas, mueve tu cuello de lado a lado, hacia adelante y hacia atrás y cubre tus ojos con tus manos por un momento.

✿ Al regresar a casa, durante la cena mastica tu comida de tal forma que se forme una pasta en tu boca y tus intestinos la digieran fácilmente. No veas televisión y no converses demasiado durante la cena. Después de cenar, entra al sanitario para vaciar tu vejiga (a orinar). Regresa y siéntate erguido sobre tus pantorrillas, doblando tus piernas por debajo de las caderas y colocando las palmas de tus manos sobre los muslos. Siéntate en esta postura durante 15 minutos.

✿ Antes de irte a la cama, lava tu cara, tus manos y tus pies. Agradece a Dios el haber tenido un buen día. (De no ser así, siempre piensa positivamente). No cubras tu rostro con la sábana o cobertor durante el invierno. En vez de esto, puedes usar una gorra, si así lo requieres.

✿ Come lo que acostumbras comer; pero asegúrate de comer un "Roti" o un grano de arroz menos de lo que deseas comer.

✿ Bebe agua media hora antes o después de las comidas. Si no resistes la necesidad de tomar agua durante las comidas, puedes tomar medio vaso de agua a mitad de éstas.

❀ Intenta adoptar el hábito de apretar los dientes al orinar.

❀ No introduzcas palillos en tus oídos para limpiar la cerilla. No introduzcas tus dedos a tus fosas nasales. En vez de esto, puedes limpiar tu nariz con un pañuelo.

❀ Si acostumbras evacuar por las mañanas, intenta hacerlo también por las noches. Lava cuidadosamente y con abundante agua tu cavidad anal con tu mano izquierda y nunca uses agua tibia o caliente para este propósito durante el invierno.

Incluye las actitudes anteriores en tu rutina diaria. Esto no te tomará mucho tiempo, del cual careces, ya que eres un hombre o una mujer muy ocupada. Este tipo de rutina no será una carga adicional en tu estilo de vida, sino que te ayudará a combatir las enfermedades en tu cuerpo. No tienes tiempo para ejercitarte, no tienes tiempo para levantarte temprano por las mañanas ni para ir a dormir temprano. Regresas de la oficina o del negocio ya tarde por la noche y no puedes salir a caminar después de la cena. Si adoptas los anteriores rituales, te sentirás seguro contra las alteraciones en tus órganos vitales. No creo que tenga que insistir en ello. Si lo pruebas durante unos cuantos días, verás los resultados. Nadie está libre de sufrir infecciones externas ni de una atmósfera contaminada, y si éstas te rodean, será mejor que consultes de inmediato a un médico.

Acerca de la Homeopatía

Este libro se relaciona con la Homeopatía y, por lo tanto, no está fuera de lugar aclarar algo acerca de sus principios y usos, de tal forma que resulte eficaz para los lectores. La Homeopatía es un sistema de salud o terapia diseñado para mantener o restablecer la salud a través de agentes terapéuticos específicos producidos de acuerdo con ciertos principios científicos.

La palabra *Homeopatía* proviene del griego y significa "padecimiento similar". El principio con el que funciona es el de *"similar cura similar"*. Esto puede ilustrase de una manera sencilla. Si una sustancia medicinal puede provocar los síntomas del padecimiento si se administra en grandes cantidades, entonces también tiene el poder de curar los mismos síntomas si se administra en cantidades muy pequeñas. La Homeopatía ha probado hacerlo sin causar ningún daño al cuerpo o sin ningún tipo de efecto secundario.

Fue Hipócrates, el padre de la Medicina (470-400 A. C.), quien desarrolló el concepto de que sólo existen dos métodos de curación: "Los contrarios" y "los similares". El contrario es aquel en el que un veneno es neutralizado mediante un agente venenoso opuesto, mientras que el similar es aquel en el que un caso de envenenamiento se cura mediante el uso del mismo veneno como un agente curativo. Hipócrates escribió también que toda enfermedad tiene su propia naturaleza y que surge de causas externas como el frío, el sol, el cambio de las corrientes de aire o las estaciones del año y que *nuestra naturaleza es el médico de todas las enfermedades*. Después de Hipócrates surgió Paracelsus (1493-1541), quien creía en la armonía de todo el Universo y defendía la hipótesis de que el veneno que provoca la enfermedad también debía de actuar como una medicina para curarla. Apoyaba la teoría de los "similares" de Hipócrates. Ésta fue otra forma de expresión de la teoría: "similar cura similar".

Tiempo después, fue el doctor Samuel Hahnemann (1755-1843) quien fundó el principio de la Homeopatía basándose en la teoría de los similares. Él era también químico y lingüista. Denominó a este fenómeno de "similar cura similar" como "similia similibus curentur". Con ello se refería a que con el fin de curar la enfermedad, debemos buscar las medicinas que provoquen los síntomas parecidos en el cuerpo sano. Escribió su hallazgo en un libro titulado *El organon del arte de la curación racional* o *El organon del arte de la curación*, el cual se publicó en seis ediciones, cada una modificada y añadida. Se puede juzgar la popularidad del sistema de medicina homeopática por el número de ediciones de este libro en una época en que las controversias y los poderes opuestos, debido al celo comercial, estaban en su apogeo. No es, fácil triunfar con un descubrimiento en estos terrenos.

Hahemann pensaba que existe un mecanismo de equilibrio en nuestro cuerpo que nos mantiene sanos. A este mecanismo de equilibrio se le conoce como *fuerza vital*, una sustancia energética que no posee una identidad física o química en el cuerpo y, aun así, trabaja en nuestro cuerpo y literalmente nos da vida. La fuerza vital o mecanismo de equilibrio también puede ser llamado *mecanismo de defensa* del cuerpo. Éste es otro modo para referirse a la fuerza vital, a la cual los médicos de la actualidad llaman *sistema inmune*. Hahnemann creía que las enfermedades atacan sólo cuando la fuerza vital es débil. Las medicinas homeopáticas actúan como un catalizador para reenergetizar el cuerpo a través de una sutil estimulación. No es como suprimir la enfermedad mediante las medicinas del sistema ortodoxo.

La Homeopatía cree que el cuerpo se cura por sí mismo siempre y cuando sea bien cuidado y bien alimentado. Las medicinas homeopáticas estimulan la capacidad de autocuración y un cuerpo se toma como un todo sin ocuparse del nombre de la enfermedad. Para cada persona existe un medicamento distinto aun y cuando pueda estar padeciendo de una simple fiebre. Se toman en consideración los síntomas y después se selecciona un medicamento que tendrá la capacidad de producir los mismos síntomas. Por lo general se selecciona un medicamento y se administra una mínima dosis. No son sólo los síntomas de la enfermedad los que ayudan al homeópata a elegir un remedio, sino también el historial del paciente. También se toman en cuenta las enfermedades del paciente en el pasado, el historial de enfermedades de sus padres, su personalidad, su conducta, su temperamento, sus gustos, sus aversiones y su constitución, etcétera, antes de decidirse por un remedio. Así pues, admitir un caso en la Homeopatía es un asunto serio y una vez que se aborda conforme a las reglas establecidas, los resultados son siempre positivos. El remedio elegido conforme a la totalidad de los síntomas está obligado a reflejar un alivio fácil y más rápidamente. Este libro no trata las enfermedades de largo plazo. No eres un médico y, por lo tanto, tu relación con los medicamentos es distinta y de acuerdo con el nombre de la enfermedad. Por ejemplo, si padeces de jaqueca, consulta el encabezado de "Jaquecas", revisa los síntomas que se ofrecen con cada medicamento, y tómalo.

Algunos principios básicos tomados en consideración por el fundador de la Homeopatía

(De su libro El organon de la medicina*)*

- El primero y único deber del médico es el de restablecer la salud.
- La cura ideal consiste en restablecer la salud de una manera pronta, moderada y permanente retirando y combatiendo la enfermedad a través de los medios más cortos, seguros y certeros que se basen en principios simples y racionales.
- El médico debe ser capaz de diferenciar entre un cuerpo sano y un cuerpo enfermo.
- El médico debe ser capaz de considerar la prescripción curativa en cada enfermedad.
- El médico deberá estar bien familiarizado con el efecto curativo (terapéutico) de los medicamentos.
- La enfermedad deberá ser analizada mediante los síntomas. Un síntoma es la expresión de un cambio o alteración en un cuerpo sano producido por algún agente mórbido.
- El conocimiento de la acción de un medicamento deberá obtenerse mediante la experimentación en el cuerpo humano sano.
- La relación que existe entre los dos puntos anteriores (conocimiento de los medicamentos y de los síntomas) existe por el principio "similar cura similar".
- El remedio elegido deberá administrarse por separado y no en combinación con otro medicamento.
- La dosis del remedio elegido deberá ser la mínima, la cual hará la curación, de ahí la dosis mínima.

✿ El método de selección del remedio será el de la totalidad de los síntomas.

✿ La totalidad de los síntomas son los síntomas observados en un paciente (de manera subjetiva y objetiva) y los síntomas deberán tener una cercana similitud con los síntomas del medicamento.

El médico debe saber:

✿ Qué es curable en una enfermedad
✿ Qué modalidad cura o alivia mejor una enfermedad en particular
✿ Las indicaciones precisas para el remedio.
✿ La duración efectiva de sus efectos.
✿ Cuándo repetir el remedio, cuándo suspenderlo y cuándo modificarlo.

La farmacéutica en la Homeopatía

Los medicamentos homeopáticos se preparan a partir de variedad de fuentes: la vegetación, los animales, los minerales e incluso de los venenos. Los medicamentos que surgen de estas fuentes se producen de acuerdo con las especificaciones de la farmacología homeopática. Si bien se administran en pequeñas dosis, son eficaces, suaves y seguros.

Los medicamentos se preparan con una clave que representa su fuerza, a la cual se le llama *potencialización*. Al diluir y agitar la sustancia medicinal mediante giros hasta que las moléculas de la sustancia original desaparecen del líquido, se obtiene la potencialización. Al líquido potencializado se le asigna un número, una letra *C* o *X*, de acuerdo con el método de dilución. Si el medicamento que estás tomando incluye un código "30 C", eso significa que el proceso de dilución y agitamiento se llevó a cabo 30 veces, comenzando con una parte del medicamento natural diluida en 99 partes de alcohol cada vez. La primera de tal dilución es de "1 C". De la dilución "1 C" se toma una gota y se diluye con 99 gotas de alcohol. El resultado es de "2 C". El procedimiento continúa. *A mayor dilución de la sustancia, mayor es el efecto.* Si el medicamento que estás tomando contiene un código *6 X*, las diluciones se llevan a cabo comenzando con una gota del medicamento con nueve gotas de alcohol cada vez. Un sufijo de *30 C* o de *30* con el nombre del medicamento es lo mismo.

Los medicamentos se pueden encontrar en el mercado en forma de píldoras, polvo y líquido. Es mejor para los lectores de este libro y para los aprendices que adquieran los medicamentos en píldoras con el número 30. Las píldoras homeopáticas son dulces porque contienen azúcar lácteo (lactosa). Estas píldoras se convierten en medicamentos al mezclar algunas gotas del medicamento líquido potencializado.

El propósito de este libro es no profundizar en el tema y evitar los tecnicismos o los términos médicos complicados. Si estás interesado por un estudio profundo y sistemático de la Homeopatía, podrás encontrar muchos títulos en el mercado.

Los pros y contras al tomar medicamentos

* Con el fin de no confundir al lector, quien se supone tomará el medicamento sin consultar con el médico, se sugiere que el medicamento prescrito contra cada enfermedad sea administrado cuatro veces al día con un intervalo mínimo de tres horas.
* El medicamento deberá administrarse en una dosis de cuatro píldoras a la vez. La cantidad de píldoras que se

adquirirán en la farmacia será de 30. Por favor consulta el método para preparar los medicamentos en este libro.

❀ Para obtener mejores resultados, se recomienda que no se consuma nada 15 minutos antes de tomar el medicamento y 15 minutos después de haber tomado el medicamento.

❀ Coloca el medicamento sobre la lengua y chúpalo. Se disolverá por sí solo. No lo mastiques. No se requieren precauciones como tomar ajo, cebolla, café, etcétera, tal y como se hacía obligatoriamente con la Homeopatía en el pasado. Algunos homeópatas prefieren que los medicamentos se coloquen por debajo de la lengua y no sobre la lengua, pero es lo mismo.

❀ Sin embargo, se deben tomar precauciones tales como consumir una dieta ligera durante la indigestión, la fiebre, la diarrea o el estreñimiento, así como evitar el esparcimiento de bacterias durante la tos.

❀ Cuando hayan cesado las dolencias para las cuales has tomado el medicamento, podrás dejarlo. Si los síntomas regresan, vuelve a tomarlo. Si no ves mejoría alguna después de 24 horas, elige otro medicamento de acuerdo con los nuevos síntomas, si es que los hay, o consulta con un médico.

❀ Si no existe un cambio importante en la salud después de tomar ocho dosis de medicamento, piensa que quizás el remedio que elegiste no es el adecuado. Elige el siguiente remedio. Si tampoco éste funciona, consulta con un médico. Menciona al médico los medicamentos que has estado tomando para aliviar los síntomas.

❀ Los medicamentos adquiridos deberán provenir de empresas confiables y deberán almacenarse en lugares alejados del polvo, el humo, los rayos del sol, los fuertes olores y lejos de los medicamentos alópatas, tinturas, Iodex, alcanfor, esencias y perfumes. Trata de no encender incienso en la habitación donde almacenas los medicamentos. Mantén los medicamentos en una caja de madera, acero o en una alacena.

❀ El mejor momento para su uso es temprano, por las mañanas y en ayunas, siempre y cuando el medicamento no indique lo contrario.

❀ En el caso de las fiebres, deberán ser administrados cuando la temperatura esté descendiendo.

❀ En el caso de diarrea o vómito, deberá ser administrado después de evacuar o vomitar.

❀ Queda prohibido masticar tabaco, fumar o tomar "Paan" una hora antes y una hora después de haberlo tomado.

La diferencia entre una enfermedad aguda y una enfermedad crónica

Debemos saber cuál es la diferencia entre enfermedad aguda y enfermedad crónica antes de tomar medicamentos homeopáticos. Este libro trata las enfermedades o alteraciones agudas del día a día, pero no las enfermedades crónicas como la diabetes, el asma o la tuberculosis, entre otras. Debería ser una regla el no tratar a un paciente cuya enfermedad no sea comprendida y además sea persistente. Para ellos, es necesario consultar a un médico. El resfriado, la rinitis, la tos, la influenza, la diarrea, el estreñimiento, la intoxicación por alimentos, la varicela y la fiebre simple, por ejemplo, son enfermedades agudas. Los remedios elegidos de este libro curarán los casos pronto. La enfermedad aguda está teniendo una vía limitada y no está profundamente arraigada. En la mayoría de los casos la enfermedad aguda desaparece por sí misma. La enfermedad aguda tiene tres etapas:

I. *El periodo del síntoma inicial o periodo de incubación.* No existen muchos síntomas de la enfermedad durante este periodo.

II. El segundo periodo surge cuando aparecen los síntomas de la enfermedad. A este periodo se le llama *fase aguda*.

III. Cuando el paciente se cura y se siente aliviado, a esta etapa se le llama *fase de convalecencia*.

La enfermedad aguda es aquella en donde algún virus o gérmenes de enfermedad ingresan al cuerpo y habiendo traspasado las fases del pródromo (el indicativo), de avance y de deterioro, son extraídos del cuerpo, como vemos con la viruela. La enfermedad crónica muestra la permanente entrada de uno de los tres gérmenes fundamentales: psoriasis, sífilis o psicosis. Ésta posee una tendencia progresiva continua, sin inclinación a una pronta recuperación. No nos preocupemos por el término *miasmas*,[1] que está dirigido a los principiantes.

Las enfermedades crónicas están profundamente arraigadas. Se desarrollan lentamente y continúan durante un largo periodo deteriorando la salud general del paciente. No existe predicción alguna sobre cuánto tiempo se llevará curarla y cuánto tiempo durará.

....
[1.] Miasmas es el nombre que se le da a un grupo de enfermedades. Cuando Hahnemann estaba investigando la verdad acerca de la Homeopatía, se sorprendió al descubrir que algunos de sus pacientes no respondían a los bien elegidos remedios estructurales y que algunos pacientes sí respondiesen, pero que su mejoría fuese temporal, la enfermedad reincidía después de un corto tiempo. Registró las dolencias para reunir información de todos esos pacientes junto con su historial familiar de enfermedades. Después de prolongados experimentos, concluyó que "esas enfermedades" constituyen algunos "bloques" que impidieron que los remedios estructurales mejoraran la salud. Hahnemann le llamó a estos bloques *miasmas* y desarrolló una teoría integral pero compleja sobre los miasmas. A fin de llevar a cabo una evaluación de éstos, los homeópatas los analizan a través del historial heredado y adquirido del paciente, de su fortaleza estructural y de los antecedentes personales de la familia.

Pautas para tener un buen *kit* en casa

Métodos para preparar un medicamento

* Adquiere los siguientes medicamentos en una farmacia reconocida.

* Todos los medicamentos deberán estar diluidos y con una potencia de 30, empaquetados en un pequeño frasco con gotero.

* Adquiere un paquete de glóbulos del núm. 30, digamos de 200 g, así como aproximadamente 50 frascos pequeños vacíos.

* Para preparar el medicamento a utilizar, llena el frasco con los glóbulos y vierte de siete a ocho gotas del medicamento diluido. Cierra el corcho o la tapa y agítalo de modo que el medicamento empape todos los glóbulos en el interior del frasco. Para evitar confusiones sobre cómo agitar el frasco, puedes informarte con el químico al adquirir los medicamentos, él te orientará sobre el modo de preparación.

* Los medicamentos con potencia 200 pueden ser adquiridos en el mercado después de haber aprendido el uso del medicamento simple y cuando hayas leído la tercera parte del libro.

Algunos remedios de uso común y su uso general

1. *Aconitum napellus* (acónito común): para los efectos del miedo, la exposición al aire frío, dolor de garganta, elevación repentina de la temperatura, tos seca en niños, ansiedad.

2. *Antimonium crudum* (antimonio simple): molestias por comer en exceso, fisuras en las comisuras de la boca y las fosas nasales, resequedad de labios, callosidades en las plantas de los pies, diarrea alternada con estreñimiento, lengua blanquecina, vómito bilioso, cuajamiento de la leche, indigestión, agruras, para las personas que comen en exceso.

3. *Allium cepa* (cebolla): resfriados comunes, estornudos y ojos llorosos. La mucosidad nasal irrita, mas no el lagrimeo de los ojos. Dolor y ardor de garganta.

4. *Appis mellifica* (miel de abeja): piquetes de insectos, quemaduras e hinchazón de tobillos, los síntomas disminuyen mediante compresas frías o aire fresco, urticaria.

5. *Argentum nitricum* (nitrato de plata): acidez, dispepsia, tensión mental, laringitis, dolor de cabeza.

6. *Arnica montana*: lesiones sin sangrado, hematomas, contusiones, para antes de una tratamiento dental o una intervención quirúrgica, agotamiento.

7. *Arsenicum álbum*: diarrea, vómito, intoxicación por alimentos, fiebre del heno (constipaciones), cólicos abdominales y estomacales, síntomas que se alivian con calor y sorbos de agua fría, ansiedad y debilidad.

8. *Belladonna* (belladona): dolores palpitantes, fiebre alta que surge de manera espontánea, quemaduras de la piel, dolores palpitantes de cabeza, sensibilidad a la luz, neuralgia facial, paperas, ardor de garganta, rubéola.

9. *Bryonia alba* (brionia blanca): dolores musculares, dolores en pecho causados por constipaciones, tos seca

dolorosa que se mitiga oprimiendo el pecho, fiebre que incrementa lentamente, sed extrema, síntomas que empeoran al menor movimiento, deseo de permanecer aislado.

10. *Calcarea carbonica* (carbonato de calcio): anemia, dolencias por haberse mojado, cuando se contagia fácilmente de un resfriado, menstruación profusa, acné, cólicos, exceso de apetito, acidez, estreñimiento.

11. *Calcarea phosphorica* (fósforo de calcio): severos dolores estomacales después de comer, cuando se contagia fácilmente de un resfriado, dolencias por pérdida de fluidos corporales, dentición, anemia, agotamiento mental, en fracturas que sanan lentamente.

12. *Calcarea fluorica* (fluoruro de calcio): chasquido de las coyunturas, abundante mucosidad, dificultad para estornudar, resulta mejor para estornudar, dolor en la parte baja de la espalda, hemorroides sangrantes, caries, alargamiento de huesos.

13. *Cantharis vesicatoria* (cantárida): ardor al orinar, irritación y escaldaduras antes de la formación de una ampolla, ardor, quemaduras de sol, cistitis (necesidad constante, frecuente de orinar sin efecto, dolores antes, durante y después de orinar; orina roja, caliente y escasa).

14. *Carbo vegetabilis* (carbón vegetal): indigestión acompañada de flatulencias, pérdida de cabello, migraña, sangrado nasal, sudoración fría, mal aliento, pérdida de fluidos corporales, carraspera, acné y debilidad general.

15. *Chamomilla* (flor de manzanilla): dentición infantil, náusea, migraña, diarrea infantil, cualquier malestar relacionado con la irritabilidad infantil.

16. *China officinalis* (quina): anemia, pérdida del apetito, dolencias por pérdida de fluidos corporales, diarrea indolora, cansancio, flatulencia obstruida, inflamación estomacal, migraña nerviosa.

17. *Cocculus indicus* (cocculus de la India): malestar al viajar, náusea, tensión mental y física debido a la pérdida de sueño, agotamiento, dolencias provocadas por enojo o angustia.

18. *Colocynthis:* principal remedio para los cólicos, para dolor e inflamación del estómago, dolor intenso con diarrea, náusea o vómito que mejora al evacuar pero aumenta al beber líquidos fríos antes de evacuar y después de comer frutas.

19. *Euphrasia officinalis* (Eufrasia): inflamación ocular, lagrimeo ocular con ardor, conjuntivitis, rubéola, escurrimiento nasal.

20. *Ferrum phosphoricum* (fósforo ferroso): sangrado nasal, ruborización, variación del apetito, miedo, debilidad, primera etapa de fiebre, vómito por indigestión, acidez.

21. *Gelsemium sempervirens* (jazmín de Carolina): influenza con dolor muscular, fiebre intermitente, poca sed, letargo, lento inicio de las dolencias, ansiedad que incluye temblores, rubéola, nerviosismo, ardor de garganta, escurrimiento nasal, dolor de cabeza.

22. *Hamamelis virginiana* (avellano de bruja): hemorragia nasal, várices en piernas y muslos, hemorroides sangrantes (dolorosas especialmente después del parto o el embarazo).

23. *Hepar sulphuris calcareum* (sulfuro de calcio): si se contagia fácilmente de resfriado, sibilancias en pecho, ardor de garganta como si algo estuviese obsruyéndola, tos con flema amarilla, abscesos que no sanan, piel sensible, sudor ácido y enfriamiento.

24. *Hypericum perforatum* (hierba de San Juan): detrimento de los nervios, contusiones en las áreas sensibles como dedos de las manos, de los pies, labios, ojos, oídos y cóccix, dolor en las terminaciones nerviosas.

25. *Ignatia amara* (Ignacia): shock, aflicción, histeria, jaqueca palpitante (especialmente en la frente), angustia y triste-

za después de una pérdida emocional, cambios de humor, dolor de garganta que es menor al beber líquidos y que aumenta al pasar sólidos.

26. *Ipecacuanha* (ipecacuana): náusea y vómito (por bilis, por alimentos) acompañado o no de otros síntomas, constante malestar por las mañanas, sangrado nasal, tos espasmódica sibilante con náusea y espasmos.

27. *Kalium bichromicum* (bicromo de potasio): esputo amarillo, tos seca, dolor de garganta, escurrimiento nasal, costras en fosas nasales, dolor de oídos con supuración, acidez después de comer.

28. *Kalium phosphoricum* (fósforo de potasio): agotamiento, debilidad, indigestión, anemia, debilidad durante convalecencia y después de influenza, tensión mental, exceso de trabajo, depresión.

29. *Ledum palustre* (Té cristalino): dolores reumáticos en coyunturas, heridas en la piel, dolores intermitentes que mejoran con baños de agua fría, mordeduras y piquetes de insectos, hematomas causados por lesiones.

30. *Lycopodium clavatum:* dispepsia crónica, síntomas que se agravan entre las 6:00 y 20:00 horas, dolor en la parte baja de la espalda, escurrimiento nasal, congestionamiento nasal, estreñimiento, cistitis (consultar significado en *cantárea*), pérdida de cabello, indigestión (acidez), nerviosismo y miedo.

31. *Mercurius solubilis* (mercurio líquido): dolencias por congelamiento, mal aliento, olor corporal, diarrea, paperas, abscesos glandulares y en raíces dentales con caries, congestión nasal (sangrante, irritante, amarillo verdoso), cistitis, dolor de oídos (supuraciones sangrantes y olorosas), inflamación ocular, úlceras bucales, dolor de garganta.

32. *Natrium muriaticum* (cloruro de sodio): cansancio, agotamiento, confusión, depresión, sinusitis, estornudos,

escurrimiento nasal, lagrimeo, estreñimiento, evacuación en pequeños fragmentos, consumo de sal en exceso, fisuras en labios y alrededor de la boca.

33. *Nux vómica* (nuez vómica): útil para aquellos que trabajan en exceso, que no se ejercitan, que consumen alimentos con exceso de grasa, que beben alcohol, todo tipo de alteraciones producto del exceso en los alimentos, alcohol, café o tabaco las cuales aumentan por las mañanas, estreñimiento, hemorroides que producen comezón (por embarazo), resacas, dolores estomacales espasmódicos, cistitis, flatulencias, inflamación abdominal, indigestión.

34. *Phytolacca decandra* (fitolaca): dolor de garganta, enrojecimiento de garganta, anginas, dificultad para deglutir que provoca dolor en ambos oídos, úlceras bucales, dolores intermitentes y en aumento, mal aliento, pérdida de la voz.

35. *Pulsatilla nigricans* (flor del viento): útil para las mujeres así como la nuez vómica lo es para los hombres. Cambio de vida, cambios de humor, depresión antes del periodo menstrual, menstruación irregular, indigestión, fiebre del heno, jaquecas, infección ocular (que empeora en los párpados), falta de sed, dolencias intermitentes, dolor de oídos con supuración amarillenta o verdosa, indigestión (acidez estomacal), dolor articular intermitente.

36. *Rhus toxicodendron* (hiedra venenosa): dolencias por mojarse y debido a cambios de temperatura, reumatismo, lumbago, ciática, tensión en coyunturas y tendones, herpes labial, dolor de espalda con rigidez, dolor de garganta, cosquilleo y resequedad de garganta, tensión en cuello por enfriamientos y por esfuerzos al levantar, agotamiento nervioso con pesadez y ansiedad, urticaria.

37. *Ruta graveolens* (ruda): tensión ocular, debilidad de la vista debido a exceso de trabajo y esfuerzo de la vista, dolor

en el pecho, dislocación y dolor en huesos, en las partes de apoyo, hematomas, torcedura en las manos, tobillos, en muñecas, codo de tenista.

38. *Sepia officinalis* (jibia): cambio de vida, malestar matinal, supresión o retraso de los periodos menstruales, periodos menstruales dolorosos, dolor de espalda, cistitis, debilidad, pérdida de peso, bochornos.

39. *Symphytum officinale* (consuelda): fracturas en huesos; padecimientos reumáticos y artríticos que llevan a lesiones y fracturas en huesos.

40. *Silicea terra* (tierra silícea): furúnculos, abscesos glandulares, caries, estreñimiento acompañado de flatulencias, furúnculos en las encías, cefaleas con dolor en la parte posterior de la cabeza, migraña, sinusitis, dolor de garganta, dolor espasmódico en la garganta, útil para eliminar cuerpos extraños de la piel, dolor dental con inflamación del rostro y las glándulas.

Comportamiento termal de los remedios

En mi país, la India, estamos regidos por la naturaleza de los comestibles. Éstos son, por naturaleza, fríos o calientes. Por ejemplo, las papas son secas y calientes, la calabaza (*Lauki* o *Kaddu* en Hindú) es húmeda y fría por naturaleza y el rábano (*Muli*) es, también por naturaleza, caliente y frío. Cuando estos productos son consumidos en los medios naturales, producirán efecto de calor o frío (o ambos) en el cuerpo. De la misma manera, los medicamentos producidos a partir de hierbas, vegetales, plantas, minerales y animales también poseen una naturaleza caliente y fría.

El cuerpo humano no es igual. Debe ser frío o caliente en su capacidad de absorción. Algunas personas son muy friolentas y algunas no requieren demasiada ropa durante el invierno. De igual manera, algunas personas requieren de mucho aire fresco porque transpiran abundantemente durante el verano, pero algunos de nosotros no. Si los medicamentos son administrados de acuerdo con la naturaleza de las personas, al parecer actúan mejor. Los medicamentos, por lo tanto, se dividen en tres grupos:

- ✿ Fríos
- ✿ Calientes
- ✿ Calientes y fríos

En mi profesión no me he preocupado por los remedios calientes y fríos excepto al tratar los casos crónicos. No necesitas ocuparte de los remedios calientes y fríos en tu nivel de aprendizaje, en especial si las enfermedades son de naturaleza aguda; 15 de los 40 medicamentos de la lista anterior son de naturaleza caliente y fría (consecutivamente 1, 2, 5, 6, 8, 9, 14, 15, 25, 26, 29, 30, 31, 32 y 35).

Algunos ungüentos caseros de aplicación local

El uso de remedios externos en la Homeopatía no está bien probado y no se considera realmente homeopático. Los remedios que se ofrecen a continuación son aquellos que resultan útiles de manera externa en caso de emergencia. Los remedios externos no están potencializados y son en realidad extractos de hierbas o plantas. En el mercado, los remedios externos en la Homeopatía se encuentran disponibles en forma de lociones, ungüentos, tinturas, cremas y aceites. Se recomienda tener en casa los siguientes ungüentos o tinturas madre para uso general:

1. *Ungüento de árnica:* se utiliza de manera externa para hematomas, músculos doloridos, torceduras, llagas de presión o callosidades. No utilizar en heridas o corta- duras abiertas.

2. *Ungüento de caléndula:* para heridas y cortaduras leves, erupciones cutáneas, eczema, piel agrietada, rozaduras de pañal y quemaduras de sol. Primero limpia la superficie de la piel hasta asegurarte de que no haya impurezas y aplica suavemente.

3. *Ungüento de Hamamelis:* hemorroides, venas varicosas.

4. *Ungüento de Aesculus:* hemorroides, venas varicosa. Si también estás tomando Hamamelis o Aesculus de manera interna, debes optar utilizar lo mismo de manera externa. Consulta su uso con el médico, ya que algunos ungüentos contienen una mezcla de ambas y pueden encontrarse en el mercado con nombres comerciales.

5. *Ungüento de Hipericum:* cortaduras, heridas, herpes labial, forúnculos, picaduras de insectos, quemaduras de sol.

6. *Gotas oculares de Eufrasia:* infección ocular, inflamaciones y lagrimeo de los ojos causados por impurezas.

7. *Ungüento de Ledum:* inflamación por mordeduras, picaduras o rasguños de insectos.

8. *Ungüento de Ruta:* hematomas, torceduras, codo de tenista, callosidades.

9. *Ungüento de Cantárida:* quemaduras.

10. *Ungüento de hiedra venenosa:* dolores en coyunturas, torceduras, esguinces.

11. *Ungüento de ortiga:* escozor de la piel, urticaria, manchas, quemaduras en la piel sin formación de ampollas ni escaldaduras.

12. *Fitolaca Q:* utilízala para dolor e infección de garganta. Diez gotas de esta tintura madre deberán ser diluidas en 100 ml de agua tibia para hacer gárgaras. Adquiere 30 ml de esta tintura.

Nota: muchas compañías elaboran cada uno de los anteriores ungüentos o lociones y contienen las indicaciones, excepto la Fitolaca.

Un vistazo a los usos de los remedios comunes

Problemas digestivos

Nux vomica, Pulsatilla nigricans, Antimonium crudum, Carbo vegetabilis, China officinalis, Lycopodium clavatum, Argentum nitricum, Chamomilla.

Dolor corporal

Rhus toxicodendron, Bryonia alba, Kalium Bichromicum, Ruta graveolens, Phytolacca decandra, Calcarea carbonica, Calcarea phosphorica, Colocynthis, Belladonna, Ledum palustre.

Problemas respiratorios, resfriado, tos

Aconitum napellus, Allium cepa, Gelsemium sempervirens, Arsenicum album.

Problemas de debilidad general

China officinalis, Sepia officinalis, Kalium phosphoricum, Calcarea phosphorica.

Problemas de lesiones, huesos, heridas

Arnica montana, Calcarea phosphorica, Calcarea fluorica, Symphytum, Ruta graveolens, Ledum palustre, Hypericum perforatum.

Problemas de depresión, aflicción, angustia

Ignatia amara, Natrium muriaticum, Pulsatilla nigricans, Kalium phosphorica, Sepia officinalis.

Forúnculos, abscesos

Hepar sulphur, Belladonna, Silicea terra, Mercurius solubilis, Arnica montana.

Dolor de garganta

Belladonna, Silicea terra, Mercurius solubilis, Phytolacca decandra.

Fiebre (simple)

Aconitum napellus, Belladonna, Ferrum phosphorica, Gelsemium sempervirens, China officinalis.

Nota: la información anterior es de conocimiento general; la elección final del medicamento se hará en los siguientes capítulos: "ideas fundamentales sobre las enfermedades", Parte II y Parte III.

Las lesiones y la Homeopatía

Es común ver lesiones en los niños, torceduras y lesiones en los deportistas, quemaduras y lesiones en las mujeres al trabajar en la cocina, cortaduras en los hombres al rasurarse. La lista es extensa, todos las sufrimos en algún momento y acudimos al médico por auxilio. Si eres aprendiz y tienes en casa medicamentos homeopáticos, podrás actuar como un médico y ofrecer los primeros auxilios siempre que no se trate de una lesión mayor que requiera de cirugía o suturación. Éste es un método sencillo que deberás seguir para adquirir el don de curar a otros.

Cómo manejar cortaduras leves

Lava las cortaduras o la herida con jabón y agua tibia para limpiarla y asegurarse de que no queden residuos al interior, en especial las impurezas que pudieran penetrar en la herida. Estos restos de impurezas podrían causar una infección. En seguida, utiliza un antibiótico en forma de ungüento. Esto sellará la herida con una película y no será necesario utilizar un apósito, que sólo será necesario si la herida es extensa.

Cómo manejar la hemorragia y las cortaduras profundas

Primero controla la hemorragia ejerciendo presión con tus dedos sobre la herida por unos minutos. No lo hagas con demasiada presión, de modo que la persona herida no sienta ningún malestar. La disminución de la hemorragia indicará la presión que deberá ser aplicada. Mantén la parte herida en una posición elevada; es decir, si la herida se presenta en una pierna, coloca un cojín por debajo de la pierna y retira la almohada que esté debajo de la cabeza, de modo que las piernas se encuentren elevadas sobre el nivel de la cabeza. Ahora coloca algunas gasas estériles sobre la herida y mantén la presión hasta que la sangre se filtre por éstas. Cuando la sangre deje de filtrarse, ata una venda sobre la gasa y coloca algo de hielo sobre la venda. Esto contraerá aún más los vasos sanguíneos.

Si la hemorragia no se detiene a pesar de las anteriores medidas, acude de inmediato con el médico. Si el niño se ha herido en el torso, cubre la herida con una venda estéril, mantén la presión sobre ésta y lleva al niño con el médico.

Lesiones sin hemorragia

Arnica montana es el medicamento homeopático más conocido por las familias no ligadas a la Homeopatía, debido a sus cualidades con respecto a las lesiones. Este medicamento posee un reconocimiento mundial en el campo de la Homeopatía, así como la *Calcarea phosphorica,* que se ha ganado fama en el tratamiento de los problemas de dentición; incluso los médicos alópatas lo prescriben.

Las lesiones que no sangran y que se presentan en forma de hematomas, inflamación o en donde la piel se torna de color azul o rojo, requieren cuatro dosis de *Arnica montana* 30 en un día.

Al siguiente día, si persisten el dolor y la inflamación, administra *Rhus toxicodendron* 30, dos dosis en un día. Al tercer día, si el dolor ha desaparecido pero se presenta debilidad, una dosis de *Calcarea carbonica* 30 desaparecerá todas las molestias de la lesión. Si el dolor y la inflamación disminuyen después del primer día de administrar *Arnica montana*, no habrá necesidad de administrar *Rhus toxicodendron* ni *Calcarea carbonica*.

Lesiones con hemorragia

Para una lesión sangrante, *Ledum palustre* 30 será el primer medicamento que será administrado en dos dosis con un intervalo de 15 minutos. Esto funciona como una vacuna antitétanos. Después de una hora de administrar esto, administra *Hypericum perforatum* 30 en tres dosis con un intervalo de dos horas cada una. No es necesario decir que se debe lavar la herida con agua fresca y una solución antiséptica, así como ejercer presión para detener la hemorragia. Si la hemorragia no se controla, consulta con un médico. Los medicamentos deberán ser administrados ya sea que se detenga o no la hemorragia.

Diferentes tipos de lesiones y diferentes medicamentos homeopáticos

- ❧ Estás clavando un clavo sobre la pared y, por error, lesionas tu dedo con el martillo; no hay sangrado, pero sí un intenso dolor. Toma *Ledum palustre* 30, tres veces al día, por un día.
- ❧ Al cortar las verduras con un cuchillo, sufres una cortadura en el dedo y hay sangrado. Coloca tu dedo bajo

el chorro del agua para detener la hemorragia y después toma *Hypericum perforatum* 30, tres veces al día, por un día.

✿ Al cerrar la puerta, tu dedo queda atrapado entre las puertas; al levantarte de la silla, te golpeas la rodilla contra la mesa; al moverte por la casa, te golpeas el codo contra la ventana o la cama; si la lesión se presenta sobre el hueso, pero no hay sangrado, en cualquiera de estas circunstancias, toma *Ruta graveolens* 30, tres veces al día, por un día.

✿ Si te muerde una rata mientras duermes o te muerde un gato o un perro, toma una dosis de *Ledum palustre* 200 y consulta con el médico.

✿ Si el niño cae por las escaleras sobre su espalda, lesionándose la espalda y la espina dorsal, adminístrale *Hypericum perforatum* 200, una dosis, ya sea que haya o no sangrado; después consulta con un médico.

✿ Si se sufre alguna cortadura en cualquier parte del cuerpo por la cuchilla de una máquina o si la lesión no se ha secado después de alguna operación, administra una dosis de *Staphysagria* 200.

✿ Cuando los niños sufren una caída durante el juego y se lesionan sin que exista hemorragia, es suficiente la aplicación de *Arnica montana*. Si caen sobre sus manos sobre el piso, lastimándose las palmas, pueden tener rasguños y sangrado leve. El medicamento indicado para estos casos es *Hypericum perforatum* 30, tres veces al día, por un día.

✿ Si le lesión se produce al caer de alguna piedra o golpearse con piedras, la piel se rasga. El medicamento será *Calendula officinalis* 30, tres veces al día, por un día.

✿ Si algún fragmento de vidrio roto penetra en el pie o la mano, extrae el fragmento de vidrio de la piel y toma *Hypericum perforatum* 30, tres veces al día, por un día. El mismo medicamento se utiliza cuando exista alguna cortadura sobre el rostro al rasurarse.

❧ Cuando los niños pelean e intercambian golpes y manotazos y le pegan a otro en la cara, si los golpes dejan la piel debajo de los ojos de color rojo o azul, el remedio será *Arnica montana* 30, tres veces al día, por un día.

❧ Las luxaciones o esguinces en el pie de un atleta o un niño mientras juega, requieren *Arnica montana* 30 por un día, cuatro veces al día. Al día siguiente administra *Bellis perennis* 30, tres veces al día. [Luxación o esguince es lo mismo durante el tratamiento. La luxación es tirantez de un ligamento. (Banda de tejidos que une a los huesos) y el esguince es la tirantez de los músculos. Fractura es la tirantez de los huesos. Se requiere de reposo absoluto y compresión en todos los casos. En caso de fractura se debe consultar a un médico.]

❧ El primer medicamento después de un accidente grave, como la fractura de huesos, es una dosis de *Arnica montana*, 1M. Repite una dosis más después de cuatro horas. Posteriormente, permite que el ortopedista haga su trabajo. Si se requiere enyesar para restaurar el hueso, administra *Symphytum officinale* 200, dos dosis al día por tres días. A partir del cuarto día, comienza a administrar *Calcarea phosphorica* 6x, cuatro veces al día, por 10 días. Habrá una mejor y más pronta restauración de los huesos.

❧ Para las lesiones de la cabeza en los niños, el primer remedio es *Arnica montana* 30 cuando se presente hematoma y traumatismo. Adminístralo cuatro veces al día, por dos días. Si se presenta debilidad y agotamiento después de la lesión en la cabeza, administra *Kalium phosphoricum* 6 X tres veces al día, por siete días, en combinación con *Arnica montana* 30. Si la cabeza ha sido golpeada y se produce jaqueca y dolor en el occipucio después de algunos días de la lesión, administra *Natrium sulphuricum* 30 tres veces al día, por siete días.

❁ Si se presentan traumatismos en los ojos, hematomas o rasguños alrededor de los ojos, administra *Arnica montana* 30 dos veces al día, en combinación con *Euphrasia officinalis* 30 dos veces al día, por tres días. Si los ojos se sienten calientes y lagrimean, entonces solamente administra *Euphrasia officinalis* 30 tres veces al día, por tres días. Se pueden utilizar, de manera local, *gotas oculares de Eufrasia* para obtener mejores resultados. Si existe una lesión directa por el golpe de una pelota, administra *Symphytum officinale* 200, dos dosis en el intervalo de una hora y, si no mejora, consulta con el médico.

Existen medicamentos maravillosos en la Homeopatía, los cuales al ser administrados antes y después de una intervención quirúrgica, ofrecen resultados sorprendentes. Los pacientes permanecen tranquilos, sienten menos dolor y menos efectos secundarios causados por las inyecciones (inflamación y abultamiento en el área de la aplicación de la vacuna). *Bellis perennis, Rhus toxicodendron, Staphysagria* y *Thuja occidentalis* son los medicamentos que deben administrar bajo la supervisión de un homeópata.

Cómo identificar una fractura

¿Cómo saber si se trata o no de una fractura? Por lo general las fracturas no muestran inflamación, mientras que las luxaciones o los esguinces pueden inflamarse. Para comprobar si un tobillo ha sido luxado o fracturado, deberás sostener con ambas manos la pantorrilla por la región más ancha y apretar fuerte. Si se produce dolor en el tobillo, éste podría estar fracturado. Por supuesto que los Rayos X son el mejor diagnóstico.

Mantén en casa cuatro medicamentos para lesiones comunes

No requieres gastar más, mantén en casa sólo cuatro medicamentos para tratar las lesiones: *Arnica montana 30, Ledum Palustre 30, Hypericum perforatum 30* y *Ruta graveolens* 30, 1 dm de cada uno, en píldoras núm. 30. En caso de que desaparezca el dolor, no repitas el medicamento al segundo día. En caso de no haber mejoría después de un día de usarlo, consulta con un homeópata.

Este artículo va dirigido a todos aquellos que han adoptado la Homeopatía como un *hobby*, como un pasatiempo y quieren aprenderlo como un arma de primeros auxilios. En el curso de la lectura y uso frecuente de los medicamentos, recordarás los usos de estos medicamentos.

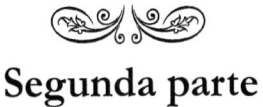

Segunda parte

Los síntomas con remedios esenciales

Reglamento general sobre cómo tomar los remedios

Los remedios que se administran contra cada enfermedad o padecimiento aparecen en orden de preferencia. Se presenta el primer remedio que deberá administrarse; después el segundo, si es que falla el primero, y después el tercero, en caso de fallar el segundo.

⚘ Todos los medicamentos deberán administrarse en una potencia 30.

⚘ Cuatro píldoras hacen una dosis.

⚘ El tamaño que aquí se contempla de las píldoras es 30.

⚘ Se deben administrar cuatro dosis en un día con un intervalo de tres horas (12 horas).

⚘ En dolores agudos, el remedio puede repetirse cada 10 minutos, con una limitante de tres dosis.

⚘ Si no hay alivio después de administrar el primer medicamento por 24 horas (ocho dosis), cambia entonces al segundo remedio y, por consiguiente, al tercer remedio si no existe alivio, de nuevo a ocho dosis.

⚘ Si no existe alivio incluso después de administrar los tres medicamentos, uno por uno, consulta con un homeópata.

⚘ Si existe un alivio parcial en los síntomas, continúa con el medicamento por tres o cuatro días.

71

🌡 Si el alivio es completo e inmediato después de cuatro dosis, reduce la dosis a tres al siguiente día y después reduce a dos dosis en el tercer día y, por último, a una dosis al día en el cuarto día antes de suspender por completo el medicamento a parir del quinto día.

🌡 Si existe alivio por el uso del primer remedio, no habrá necesidad de administrar un segundo medicamento y seguir las instrucciones para reducir la dosis, tal y como aparece en el párrafo anterior.

🌡 De igual manera, si el alivio surge por el uso del segundo o tercer remedio, sigue el procedimiento anterior.

Algunas de las enfermedades con sus remedios por orden alfabético

Nombre de enfermedad/ padecimiento	Remedios		
	I	II	III
A			
Absceso	*Belladonna*	*Hep.*	*Merc.*
Abuso de drogas, alcohol y tabaco	*Nux-v.*	*Tabacum*	*Sul-ac.*
Acidez	*Calc.*	*Nux-v.*	*Chin.*
Acidez	Favor de consultar problemas gástricos.		
Acidez estomacal	*Arsenicum alb.*	*Sepia off.*	*Sulphur*
Acné (espinillas en el rostro de los jóvenes)	*Asterias rub.*	*Kalium brom.*	*Calcarea phos.*

Nombre de enfermedad/ padecimiento	Remedios		
	I	II	III
Afecciones de la piel, eczema húmedo	*Graphites*		
Afecciones de la piel, comezón y ardor	*Sulphur*		
Afecciones de los ojos, lagrimeo, enrojecimiento, etcétera.	*Euphrasia off.*		
Aftas (ulceraciones en la boca o estomatitis)	*Borax ven.*	*Merc. sol.*	*Acid nit.*
Agrietamiento de labios	*Natrium mur.*	*Sepia off.*	*Psorinum*
Agruras	*Calcarea carb.*		
Al recostarse se provoca mayor malestar	*Rhus tox.*	*Pulsatilla nig.*	*Natrium sulph.*
Al recostarse se siente una mejoría	*Nux vomica*	*Bryonia alb.*	
Al recostarse sobre el lado derecho se agrava	*Rhus tox.*	*Magnesium mur.*	*Stannum met.*
Al recostarse sobre el lado izquierdo se agrava	*Pulsatilla nig*	*Spigelia ant.*	*Kalium carb.*
Al recostarse sobre el lado derecho se siente mejoría	*Natrium mur.*	*Sulphur*	

Nombre de enfermedad/ padecimiento	Remedios		
	I	II	III
Al recostarse sobre el lado izquierdo se siente mejoría	Ignatia ama.	Stannum met.	
Al recostarse sobre el lado dolorido se siente mejoría	Bryonia alb.	Pulsatilla nig.	Calcarea carb.
Alargamiento de huesos	Calcarea fluor.	Acid fluor.	Hecla lava
Alargamiento del hígado	Natrium sulph.	Lycopodium cla.	
Aletargamiento	Acidum phos.	Gelsemium sem.	
Alopecia (caída del cabello)	Lycopodium cla.	Acid phos.	Wiesbaden aq.
Amígdalas alargadas	Baryta carb.	Calcarea fluor.	Mercurius iod. (ungüento)
Amígdalas rojas e inflamadas	Belladonna	Mercurius sol.	Hepar sulphur
Amoratamiento de ojos	China off.	Natrium carb.	Phosphorus
Ampollas	Natrium mur. (alrededor de los labios)	Cantharis (pies por exceso de caminata)	Apis (mordeduras de insectos)
Ampollas en comisuras de los labios	Natrium mur.	Pulsatilla nig.	Mercurius sol.
Anemia	Calcarea phos.	China off.	Ferrum me.
Ansiedad	Aconite nap.	Ignatia ama.	Natriium mur.
Apatía (cansancio)	Sepia off.	Acidum phos.	Ferrum phos.

Nombre de enfermedad/ padecimiento	Remedios		
	I	II	III
Ardor de pies	*Sanguinaria can*	*Chamomilla*	*Sulphur*
Ardor de tracto urinario	*Cantharis*	*Sulphur*	*Merc cor.*
Ardor después de comezón	*Rhus tox.*	*Petroleum*	*Sulphur*
Ardor en el recto	*Arsenicum alb.*	*Capsicum an.*	*Sulphur*
Ardor en genitales	*Coffea cru.*	*Tarentula his.*	
Ardor ocular, lagrimeo	*Allium cepa*	*Arsenicum alb.*	
Ardor vaginal	*Carbo an.*	*Kreosotum*	*Sulphur*
Aumento del apetito (hambre)	*Cina*	*Iodium*	*Sulphur*
B			
Boca seca sin sensación de sed	*Pulsatilla nig.*	*Aethusa cyan.* (en total ausencia)	*Apis mel.*
Bocio	*Calcarea carb.*	*Iodium*	*Spongia tos.*
Bostezo frecuente	*Aconitum nap.* (aumenta al recostarse)	*Nux vomica* (aumenta después de comer)	*Ignatia ama.*
C			
Cabello aceitoso y grasoso	*Bryonia alb.*	*Mercurius sol.*	*Acidum phos.*

Nombre de enfermedad/ padecimiento	Remedios		
	I	II	III
Cabello en rostro, sobre los labios, barba en mujeres (consulte con un médico)	*Thuja occ.*	*Oleum jec. 3x*	
Cabello reseco	*Calcarea carb.*	*Thuja occ.*	*Sulphur*
Caída de cabello después del parto	*Carbo veg.*	*Sulphur*	*Lycopodium cla.*
Caída del cabello después del embarazo y enfermedad	*Natrium mur.*	*Sepia off.*	
Caída del cabello en manojos	*Carbo veg.*	*Mezereum*	*Phosphorus*
Calambres	*Colocynthis*	*Cuprum met.*	*Magnesium phos.*
Calambres de escritor	*Gelsemium sem.*	*Argentum met.*	*Magnesium phos.*
Calambres en las muñecas	*Actaea spicata*	*Rhododendron*	
Calambres en piernas y pantorrillas	*Ambra gris.*	*Cuprum met.*	*Magnesium phos.*
Cálculo renal (consultar con un médico)	*Berberis vul.*	*Calcarea carb.*	*Ocimum can.*
Cálculos renales (piedras)	*Berberis vulg.*	Consultar con el médico si falla.	
Callos	*Antimonium crudum*	*Thuja occ.*	*Acidum nit.*

Nombre de enfermedad/ padecimiento	Remedios		
	I	**II**	**III**
Calor, sensación de abrasión	*Arsenicum alb.*	*Sanguinaria can.*	*Sulphur*
Cansancio mental	*Kalium phos.*	*Nux vomica*	*Gelsemium sem.*
Caries	*Kreosotum*	*Merc sol.*	*Plantago maj.*
Caspa	*Calcarea carb.*	*Thuja occ.*	*Graphites*
Chasquido de coyunturas	*Causticum*	*Kalium bi.*	*Petroleum*
Chasquido de coyunturas	*Causticum*	*Ginseng quin.*	*Aconitum nap.*
Chuparse el dedo (consultar con un médico)	*Calcarea phos.*	*Natrium mur.*	*Silicea ter.*
Ciática en general	*Colocynthis*	*Rhus tox.*	*Gnaphalium poly.*
Come bien pero pierde peso	*Abrotanum*	*Iodium*	*Natrium mur.*
Comezón al desvestirse	*Rumex cris.*	*Natrium sulph.*	*Laurel*
Comezón del barbero	*Rhus tox.*	*Petroleum*	*Tellurium*
Comezón en cavidad anal	*Cina*	*Aloe*	*Sulphur*
Comezón en el ano causada por hemorroides	*Sulphur*	*Ratanhia*	*Ignatia ama.*
Comezón en genitales	*Coffea cru.*	*Radium brom.*	*Natrium mur.*
Comezón sin erupciones	*Dolichos prur*	*Arsenicum alb.*	*Mezereum*

Nombre de enfermedad/ padecimiento	Remedios		
	I	II	III
Comezón, rasguños hasta sangrar	*Mezereum*	*Arsenicum alb.*	*Psorinum*
Congestión nasal al dormir	*Sambucus nig.*	*Lycopodium cla.*	
Congestión nasal al salir	*Hepar sulphur*		
Coriza (escurrimiento de nariz y ojos, resfriado común	*Allium cepa*	*Arsenicum alb.*	*Natrium mur.*
Coriza con irritación ocular	*Euphrasia off.*		
Crecimiento rápido de las uñas	*Acidum fluor.*		
Cuando los niños se meten los dedos a la nariz	*Cina*	*Sulphur*	
Curación tardía de las úlceras y forúnculos	*Hepar sulph.*	*Mercurius sol.*	*Silicea ter.*
D			
Debilidad de la vejez	*Ambra gris.*		
Debilidad de memoria	*Anacardium ori.*	*Kalium phos.*	
Debilitamiento de encías	*Ammonium carb.*	*Mercurius sol.*	*Carbo veg.*
Defectos faciales	*Berberis aquí.*	*Cimicifuga rac.*	*Sepia off.*

Nombre de enfermedad/ padecimiento	Remedios		
	I	II	III
Dentición	*Calcarea phos.*	*Ferrum phos.*	
Desarrollo de hongos, callos y verrugas	*Thuja occ.*	*Causticum*	*Acidum Nit.*
Descontento infantil (dolor)	*Chamomilla*	*Colocynthis*	*Magnesium phos.*
Deseo frecuente de evacuar sin resultados	*Nux vomica*	*Sepia off.*	*Aloe*
Deseo frecuente por recostarse	*Gelsemium sem.*	*Nux vomica*	*Silicea ter.*
Deseo por bebidas frías	*Pulsatilla*	*Selenium met.*	
Deseo por bebidas muy calientes	*Arsenicum alb.*	*Chelidonium maj.*	
Deseo por bebidas muy frías	*Phosphorus*		
Deseo por consumir sal	*Causticum*	*Sepia off.*	*Conium mac.*
Diarrea	*Aconitum nap.*	*Aloe*	*China off.*
Diarrea acompañada de flatulencia	*Argentum nit.*	*China off.*	*Aloe*
Diarrea con olor acre	*Calcarea carb.*	*Rheum*	*Hepar sulph.*
Diarrea con partículas indigestas	*Calcarea carb.*	*China off.*	*Ferrum phos.*
Diarrea crónica	*Chamomilla*	*Podophyllum pel.*	*Arsenicum alb.*

Nombre de enfermedad/ padecimiento	Remedios		
	I	II	III
Diarrea en clima caliente	*Podophyllum pel.*	*Antimonium crud.*	*Aloe*
Diarrea por las mañanas	*Sulphur*	*Podophyllum pel.*	*Natrium sulph.*
Diarrea que se expulsa con fuerza	*Podophyllum pel.*	*Croton tig.*	
Diarrea ruidosa	*Aloe*	*Natrium sulph.*	*Acidum phos.*
Disentería	*Mercurius cor.*	*Ipecac*	*Ferrum phos.*
Dispepsia (síntomas gástricos)	*Carbo veg.*	*China off.*	*Lycopodium cla.*
Dolor	*Ann.*	*Rhus-t.*	*Chin.*
Dolor al levantar exceso de peso	*Rhus tox.*		
Dolor al pararse	*Sulphur*		
Dolor antes de la menstruación	*Pulsatilla nig.*	*Calcarea carb.*	*Sulphur*
Dolor antes y después de la menstruación	*Natrium mur.*		
Dolor con periodicidad	*Sanguinaria can.*	*Arsenicum alb.*	*China off.*
Dolor constante	*China off.*	*Nux vomica*	*Ignatia ama.*
Dolor continuo en recto	*Acidum nit.*	*Aesculus hip.*	*Phytolacca dec.*
Dolor corporal que aumenta durante el reposo	*Rhus tox.*	*Kalium carb.*	*Magnesium phos.*

Nombre de enfermedad/ padecimiento	Remedios		
	I	II	III
Dolor de cadera	*Arnica mont.*	*Phytolacca dec.*	*Ruta*
Dolor de dientes	*Mercurius sol.*	*Arsenicum alb.*	*Chamomilla*
Dolor de espalda	*Rhus tox.*	*Bryonia alb.*	*Antimonium tart.*
Dolor de espalda antes del periodo menstrual	*Kalium carb.*	*Pulsatilla*	*Lachesis mut.*
Dolor de espalda con hemorroides	*Aesculus hip.*	*Nux-v.*	
Dolor de espalda durante el periodo menstrual	*Causticum*	*Kalium carb.*	*Pulsatilla*
Dolor de espalda por levantamiento	*Rhus tox.*	*Calcarea carb.*	*Graphites*
Dolor de garganta	*Belladonna*	*Mercurius sol.*	*Hepar sulphur*
Dolor de hígado	*Calcarea carb.*	*Berberis vulg.*	*China off.*
Dolor de huesos	*Eupatorium perf.*	*Ruta*	*Asafoetida*
Dolor de oídos	*Belladonna*	*Aconitum*	*Chamomilla*
Dolor de ovarios	*Colocynthis*	*Podophyllum pel.*	*Lachesis mut.*
Dolor de talones	*Pulsatilla*	*Causticum*	*Cyclamen*
Dolor después de la menstruación	*Borax ven.*	*Graphites*	

Nombre de enfermedad/ padecimiento	Remedios		
	I	II	III
Dolor durante la menstruación	*Pulsatilla nig.*	*Graphites*	
Dolor durante la noche	*Aurum met.*	*Asafoetida*	*Mercurius sol.*
Dolor e inflamación de las encías	*Borax ven.*	*Belladonna*	*Mercurius sol.*
Dolor en clima húmedo	*Rhus tox.*	*Dulcamara*	*Mercurius sol.*
Dolor en cóccix por lesión	*Hypericum perf.*	*Grafito*	
Dolor en costado	*Aconitum nap.*	*Wyethia hel.*	*Argentum nit.*
Dolor en coyunturas	*Eupatorium perf.*	*Argentum met.*	*Symphytum off.*
Dolor en cuello	*Cimicifuga rac.*	*Rhus tox.*	*Bryonia alb.*
Dolor en huesos largos	*Eupatorium perf.*	*Staphysagria*	*Mezereum*
Dolor en la espalda baja	*Aesculus hip.*	*Cimicifuga rac.*	*Arnica mont.*
Dolor en la región lumbar	Véase Dolores de espalda.		
Dolor en omóplatos (hombro)	*Chelidonium maj.*	*Sanguinaria can.*	*Ferrum met.*
Dolor en pecho acompañado de flatulencias	*Carbo veg.*		
Dolor en pequeños puntos	*Kalium bi.*	*Lachesis mut.*	

Nombre de enfermedad/ padecimiento	Remedios		
	I	**II**	**III**
Dolor en rodillas, simple	*Berberis vul.*	*Dioscorea vil.*	*Rhus tox.*
Dolor en terminaciones nerviosas	*Aconitum nap.*	*Belladonna*	*Magnesium phos.*
Dolor facial	*Aconitum nap.*	*Kalmia lat.*	*Spigelia ant.*
Dolor facial (derecha)	*Kalmia lat.*	*Pulsatilla*	*Aconitum nap.*
Dolor facial (izquierda)	*Spigelia ant.*	*Colocynthis*	
Dolor intermitente	*Pulsatilla nig.*	*Kalium bi.*	*Kalmia lat.*
Dolor menstrual al recostarse	*Kreosotum*	*Magnesium carb.*	
Dolor profundo en huesos	*Aurum met.*	*Asafoetida*	*Eupatorium perf.*
Dolor que aparece y desaparece	*Belladonna*	*Kalium bi.*	*Kalium carb.*
Dolor que comprime	*Cactus gran.*	*Acidum nit.*	*Sulphur*
Dolor que constriñe	*Cuprum met.*	*Colocynthis*	*Pulsatilla nig.*
Dolor que produce picazón	*Bryonia alb.*	*Natrium sulph.*	*Kalium carb.*
Dolor quemante	*Apis mel.*	*Arsenicum alb.*	*Sulphur*
Dolor repentino	*Aconitum nap.*	*Bryonia*	*Capsicum an.*
Dolor reumático en rodillas	*Acidum Ben.*	*Causticum*	*Phytolacca dec.*

Nombre de enfermedad/ padecimiento	Remedios		
	I	II	III
Dolores intermitentes	*Pulsatilla nig.*	*Kalium bich.*	*Lac can.*
Dolores variables o alternantes	*Kalium bich.*	*Pulsatilla*	*Lac can.*
E			
Eczema (general), véase el siguiente capítulo	*Arsenicum alb.*	*Mercurius viv.*	
Efectos de la angustia	*Ignatia ama.*	*Natium mur.*	*Causticum*
Efectos posteriores a una cirugía	*Rhus tox.*	*Hypericum per.*	*Cimicifuga rac.*
Efectos secundarios a una vacuna	*Thuja occ.*	*Silicea ter.*	
Efectos secundarios por el hábito de la masturbación	*Acidum phos.*	*Staphysagria*	
Elevación de la hemoglobina	*Ferrum phos. 3x*		
Emotivo, fácilmente impresionable	*Aconitum nap.*	*Arsenic alb.*	*Causticum*
Encías sangrantes	*Carbo veg.*	*Merc sol.*	*Arnica mont.*
Endurecimiento de glándulas	*Bromium*	*Conium mac.*	*Carbo an.*

Nombre de enfermedad/ padecimiento	Remedios		
	I	**II**	**III**
Enfermedad del aire, vómito	*Borax* (tres dosis al día antes de viajar por aire).		
Enrojecimiento de ojos	*Belladonna*	*Euphrasia off.*	
Entumecimiento al recostarse sobre las extremidades	*Carbo veg.*	*Pulsatilla nig.*	*Rhus tox.*
Entumecimiento de la cabeza	*Asafoetida*	*Kalium phos.*	
Entumecimiento de los pies, manos o plantas de los pies	*Alumina*		
Entumecimiento de pies	*Arsenicum alb.*	*Natrium mur.*	*Acidum phos.*
Entumecimiento general	*Natrium mur.*	*Aconitum nap.*	*Rhus tox.*
Epistaxis (hemorragia nasal)	*Bryonia alb.*	*Millefolium*	*Ipecac*
Equimosis (piel azulada)	*Arnica mont.*	*Ledum pal.*	*Acidum sulph.*
Eructo	*Antimonium crud.*	*Argentum nit.*	*Carbo veg.*
Eructos	*Argentum nit.*	*Carbo veg.*	*Sulphur*
Erupciones en genitales	*Rhus tox.*	*Patroleum*	*Sulphur*
Erupciones en invierno	*Alumina*	*Petroleum*	*Psorinum*
Erupciones en la frente	*Ledum pal.*	*Natrium mur.*	*Sepia off.*

Nombre de enfermedad/ padecimiento	Remedios		
	I	II	III
Escurrimiento nasal	*Allium cepa*	*Arsenicum alb.*	*Euphrasia off.*
Escurrimiento nasal	*Asafoetida*	*Mercurius cor.*	*Calcarea carb.*
Esguinces y luxaciones musculares	*Arnica mont.*	*Rhus tox.*	*Causticum*
Espasmos	*Agaricus mus.*	*Ignatia ama.*	*Zincum met.*
Espinillas en general (véase Acné)	*Belladonna*	*Carbo veg.*	*Kalium brom.*
Espondilosis cervical	*Rhus tox.*	*Conium mac.*	*Acid phos.*
Espondolitis, lado derecho (véase Cervical)	*Chelidonium maj.*	*Natrium mur.*	*Carbo an.*
Espondolitis, lado izquierdo	*Ferrum phos.*	*Rhus tox.*	*Causticum*
Estomatitis	Véase Úlceras bucales.		
Estornudo en las mañanas	*Kalium bi.*	*Allium cepa*	*Ammonium carb.*
Estornudo sin escurrimiento nasal (resfriado común)	*Calcarea carb.*	*Mercurius sol.*	*Acidum nit.*
Estornudos constantes	*Sabadilla*	*Sanguinaria can.*	*Cyclamen*
Estornudos violentos	*Agaricus mus.*	*Cyclamen Euro.*	
Estreñimiento	*Nux-v.*	*Alumina*	*Bryonia alb.*

Nombre de enfermedad/ padecimiento	Remedios		
	I	**II**	**III**
Estreñimiento alternante con diarrea	*Antim crud.*	*Nux-v.*	*Chelidonium maj.*
Estreñimiento antes y después del periodo menstrual	*Natium mur.*	*Sepia off.*	*Silicea ter.*
Estreñimiento con necesidad de evacuar que desaparece	*Silicea ter.*	*Thuja occ.*	*Sanicula aq.*
Estreñimiento con urgencia por evacuar sin efecto	*Lycopodium cla.*	*Nux-v.*	*Sulfuro*
Estreñimiento de los viajeros	*Platinum met.*	*Nux-v.*	
Estreñimiento durante el embarazo (consultar con el médico)	*Alumina*	*Nux-v.*	*Sepia off.*
Estreñimiento, sin necesidad de evacuar por días	*Alumina*	*Bryonia alb.*	*Hydrastis*
Evacuación con mucosidad	*Graphites*		
Evacuación involuntaria en niños	*Aloe*		
Evacuación sólo al levantarse	*Causticum*		
Evacuaciones duras y secas	*Bryonia alb.*		

Nombre de enfermedad/ padecimiento	Remedios		
	I	II	III
Evacuaciones pegajosas	Kalium bi.	Graphites	
Evacuaciones sin efecto	Silicea ter.	Thuja occ.	Sanicula aq.
Excesivo deseo sexual	Staphysgaria	Phosphorus	
Exceso de entusiasmo, efectos secundarios al insomnio	Coffea		
Exceso de hambre (también consultar "apetito")	Lodum	Abrotanum	Natrium mur.
Exostosis (alargamiento de huesos)	Calcarea fluor.	Acidum fluor.	Hecla lava
Exposición a vientos fríos, todas las enfermedades	Aconitum nap.	Rhus tox.	
Expulsión de cuerpos extraños	Silicea ter.		
F			
Falta de aliento	Calcarea carb.	Arsenic alb.	Carbo veg.
Falta de memoria en los ancianos	Lycopodium cla.	Acidum phos.	Baryta carb.
Falta de sudor	Alumina		
Faringitis	Belladonna	Carbo veg.	Kalium brom.

Nombre de enfermedad/ padecimiento	Remedios		
	I	**II**	**III**
Fastidio	*Arsenicum alb.*	*Anacardium ori.*	*Nux-v.*
Fiebre simple, exposición al frío	*Aconitum nap*	*Bryonia alb.*	*Nux-v.*
Fístula	*Calcarea carb.*	*Calcarea phos.*	*Silicea ter.*
Fisuras y grietas	*Graphites*	*Silicea ter.*	
Flatulencia (gas)	*Carbo veg.*	*Pulsatilla*	*China off.*
Fornicación (sensación progresiva)	*Aconitum nap.*	*Agaricus mus.*	*Natrium mur.*
Forúnculos con formación de pus	*Mercurius sol. (al formarse)*	*Hepar sulphur (ya formado)*	*Hepar sulphur 200 (una dosis)*
Fracturas de huesos	*Arnica mont.*	*Symphytum off.*	*Ruta*
G			
Gota en coyunturas	*Urtica urens-Q*	*Acidum Benz.*	*Ledum pal.*
Grietas en los dedos de las manos	*Calcarea carb.*	*Natrium mur.*	*Petroleum*
H			
Hematuria (sangre en la orina) (consultar con un médico)	*Sarsaparilla*	*Hepar sulph.*	*Lycopodium cla.*
Hemorragia	Por favor, consulte Pérdida de sangre.		
Hemorragia al extraer un diente	*Arnica mont.*	*Staphysagria*	*Phosphorus*

Nombre de enfermedad/ padecimiento	Remedios		
	I	II	III
Hemorragia del útero	*Sabina*	*Hamamelis vir.*	*China off.*
Hemorragia después de la extracción dental	*Arnica mont.*	*Hamamelis vir.*	*Bovista lyc.*
Hemorragia nasal al lavarse la cara	*Ammonium carb.*		
Hemorragia nasal por las mañanas	*Ambra gris.*		
Hemorragia nasal sin causa aparente	*Belladonna*	*Ferrum phos.*	
Hemorroides	Véase Hemorroides.		
Hemorroides ciegas	*Aesculus hip.*	*Nux vomica*	*Sulphur*
Hemorroides externas (varices)	*Aesculus hip.*	*Hamamelis vir.*	*Aloe*
Hemorroides internas	*Nux vomica*	*Arsenic alb.*	*Sulphur*
Hemorroides sangrantes	*Acid nit.*	*Hamamelis*	*Ferrum phos.*
Hemorroides sangrantes	*Acidum nit.*	*Hamamelis vir.*	*Hypericum per.*
Hernia (consulte con un médico)	*Lycopodium cla.*	*Nux vomica*	*Ignatia am.*
Hidrocele (consultar con un médico)	*Rhododendron*	*Graphites*	*Pulsatilla*

Nombre de enfermedad/ padecimiento	Remedios		
	I	II	III
Hinchazón	Véase Edema.		
Hinchazón con dolor	*Apis mel.*	*Pulsatillanig.*	*Acid nit.*
Hinchazón de la cara	*Apis mel.*	*Arsenicum alb.*	*Calcarea carb.*
Hipertensión e hipotensión	Favor de consultar Presión sanguínea.		
Hipertermia	*Glonoinum*	*Natrium carb.*	*Natrium mur.*
Holgura del recto	*Aesculus hip.*	*Acidum nit.*	*Sulphur*
I			
Ictericia	*Chelidonium maj.*	*Lycopodium cla.*	*Nux vomica*
Ictericia, dolor de hígado	*China off.*	*Podophyllum pel.*	*Sepia off.*
Impotencia	*Acidum phos.*	*Selenium met.*	*Staphysagria*
Impotencia provocada por masturbación	*Staphysagria*	*Agnus castus*	*Lycopodium cla.*
Inactividad con letargo	*Nux mos.*	*Acidum phos.*	*Gelsemium sem.*
Incapacidad para pensar	*Natrium sulph.*	*Natrium carb.*	*Nux mos.*
Incontinencia	*Cina*	*Sepia off.*	*Kreosotum*
Incontinencia de orina o heces	*Causticum*	*Acidum phos.*	*Kreosoteum*
Incremento o cambio en el apetito	*Cina*	*Calcarea carb.*	*China off.*

Nombre de enfermedad/ padecimiento	Remedios		
	I	II	III
Indiferencia hacia los demás (apatía)	*Acidum phos.*	*Sepia*	*Ambra gris.* (a todas las cosas)
Indigestión (véase Dispepsia)	*Pulsatilla*	*Nux vomica*	*Aethusa* (al comer en exceso)
Inflamación de extremidades	*Apis*	*Mercurius sol.*	*Natrium mur.*
Inflamación de glándulas	*Rhus tox.*	*Mercurius sol.*	*Aurum met.*
Inflamación de labio superior del rostro	*Hepar sulph.*	*Apis*	*Natrium mur.*
Inflamación de lengua con mal olor	*Mercurius sol.*		
Inflamación de los párpados	*Kalium carb.*		
Inflamación de mandíbula	*Hecla lava*	*Kreosotum*	*Acidum nit.*
Inflamación de párpados superiores	*Kalium carb.*		
Inflamación de párpados inferiores	*Apis*		
Inflamación de párpados	*Graphites*	*Mezereum*	*Argentum nit.*
Inflamación de tobillos	*Apis/mel.*	*Sront-c.*	*Ledum pal.*
Inflamación en general	*Apis mel.*	*Arsenicum alb.*	*Colchicum*

Nombre de enfermedad/ padecimiento	Remedios		
	I	**II**	**III**
Inflamación en la orilla de los párpados	*Staphysagria*	*Thuja occ.*	*Silicea ter.*
Inflamación por debajo de los ojos	*Apis mel.*		
Influenza	*Eupatorium perf.*	*Rhus tox.*	*Gelsemium sem.*
Insomnio	*Cimex lec.*	*Cyclamen Euro.*	
Insomnio, falta de sueño	*Aconitum nap.*	*Ignatia am.*	*Coffea crud.*
Intolerancia a los olores fuertes	*Nux vomica*		
Intolerancia al olor de la comida	*Colchicum*	*Sepia off.*	*Arsenicum alb.*
Intolerancia infantil a la leche	*Aethusa cyan.*	*Magnesium carb.*	*Natrium carb.*
L			
Labios y punta de los dedos partidos	*Natium mur.*	*Graphites*	
Lactación (leche materna) tardía y suprimida	*Aconitum nap.*	*Asafoetida*	*Calcarea carb.*
Lactación, ausencia de leche	*Milleofolium*		

Nombre de enfermedad/ padecimiento	Remedios		
	I	II	III
Lactación, para terminar	*Lac can.*	*Pulsatilla*	
Lagrimeo ocular	*Euphrasia off.*		
Laringitis	*Aconitum nap.*	*Spongia tos.*	*Kalium bi.*
Lengua cuarteada	*Natrium mur.*	*Arum trip.*	*Rhus ven.*
Lentigo (pecas) café	*Calcarea carb.*	*Pulsatilla*	*Sulphur*
Lento desarrollo mental (consultar con un médico, largo proceso de curación)	*Baryta carb.*	*Natrium mur.*	*Calcarea carb.*
Lesión a la cabeza	*Arnica mont.*	*Natrium sulph.*	
Lesión en globo ocular	*Arnica mont.*	*Ledum pal.*	*Symphytum off.*
Lesión en ojos	*Symphytum off.*		
Lesión por fractura	*Symphytum*	*Arnica mont.*	*Calcarea phos.*
Lesión, torcedura, esguince	*Rhus tox.*	*Calcarea carb.*	*Nux vomica*
Lesiones en huesos	*Symphytum*	*Arnica mont.*	*Ruta*
Letargo	*Nux mos.*	*Gelsemium sem.*	
Leucorrea	*Calcarea carb.*	*Sepia off.*	*Borax ven.*

Nombre de enfermedad/ padecimiento	Remedios		
	I	II	III
Levantamiento de peso causando dolor, tirantez	*Arnica mont.*	*Rhus tox.*	
Locuacidad (hablar en exceso)	*Lachesis mut.*	*Stramonium*	*Hyoscyamus nig.*
Lombrices	*Cina*	*Teucrium mar.*	
M			
Mal aliento	*Merc sol.*	*Carbolicum acid*	
Mal aliento por dormir	*Mercurius sol.*	*Aethusa cyan.*	*Carbo veg.*
Mal olor corporal	*Mercurius sol.*	*Psorinum*	
Mal olor en genitales	*Sarsaparrilla*	*Sulphur*	*Thuja occ.*
Mal olor y sudor en los pies	*Calcarea carb.*	*Silicea ter.*	
Mal sabor	*Natrium mur.*	*Pulsatilla nnig.*	
Mal sabor de boca	*Pulsatilla nig.*	*Mercurius sol.*	
Mala digestión después de fiebre	*Carbo veg.*	*Sepia off.*	
Malestar	*Rhus tox.*	*Arnica mont.*	*Ruta grav.*
Malestar de auto, malestar al viajar	*Cocculus ind.*	*Ignatia ama.*	*Petroleum*
Malestar del hogar	*Ignatia ama.*	*Bryonia alb.*	*Acidum phos.*

Nombre de enfermedad/ padecimiento	Remedios		
	I	II	III
Manchas blancas en uñas	*Silicea ter.*		
Mareo	*Nux vomica*	*Cocculus ind.*	*Petoleum*
Mayor necesidad de orinar en nuevas nupcias	*Staphysagria*		
Mayor salivación	*Mercurius sol.*	*Allium sativa*	*Ammonium carb.*
Menopausia	*Lachesis mut.*		
Migraña desde la parte posterior de la cabeza hacia los ojos y la frente	*Gelsemium sem.*	*Sanguinaria can.*	*Silicia ter.*
Migraña en parte izquierda	*Spigelia ant.*	*Colocynthis*	*Lachesis mut.*
Migraña en parte posterior de la cabeza	*Bryonia alb.*	*Cimicifuga rac.*	*Nux vomica*
Migraña escolar en las niñas	*Calcarea phos.*	*Natrium mur.*	
Migraña frontal	*Aconitum nap.*	*Belladonna*	*Bryonia alb.*
Migraña frontal que se extiende a ojos, nariz o cara	*Agaricus mus.*	*Bryonia alb.*	*Aloe*
Migraña frontal que se extiende a parte posterior de la cabeza, cuello y espalda	*Bryonia alb.*	*Gelsemium sem.*	*Lac def.*

Nombre de enfermedad/ padecimiento	Remedios		
	I	II	III
Migraña parte derecha	*Belladonna*	*Sanguinaria can.*	*Calcarea carb.*
Migraña periódica	*Sanguinaria can.*		
Migraña que pasa de izquierda a derecha	*Lachesis mut.*		
Migraña que pasa de derecha a izquierda	*Belladonna*		
Morderse las uñas	*Natrium mur.*	*Arum trip.*	
Mordidas	*Apis* (abejas, insectos)	*Lyssinum* (perros)	*Caladium* (mosquito)
N			
Náusea	*Ipecac*	*Arsenicum alb.*	*Nux vomica*
Náusea durante el embarazo	*Sepia off.*		
Nerviosismo	*Aconitum nap.*	*Wyethia hel.*	*Argentum nit.*
Neuralgia en la parte izquierda del rostro (dolor)	*Spigelia ant.*		
Neuralgia en la parte derecha del rostro	*Aconitum nap.*	*Pulsatilla nig.*	*Kalmia lat.*
Neuralgia general acompañada de entumecimiento	*Chamomilla*		

Nombre de enfermedad/ padecimiento	Remedios		
	I	II	III
O			
Obesidad	*Fucuc ves. Q*	*Calcarea carb.*	*Phytolacca*
Orina lechosa en niños	*Cina*	*Acidum phos.*	
Orina que escapa al toser	*Causticum*	*Rumex*	*Pulsatilla*
Orina que escapa de manera involuntaria	*Causticum*	*Natrium mur.*	
Orinar mientras el niño llora	*Borax ven.*		
Orquitis, inflamación de los testículos	*Clematis erecta*	*Spongia tos.*	*Mercurius cor.*
Otorrea, flujo en oídos	*Pulsatilla nig.*	*Hepar sulphur*	*Mercurius sol.*
P			
Padecimientos abdominales	*Nux-v.*	*Carbo-v.*	*Chin.*
Padecimientos por miedo	*Aconitum nap.*	*Ignatia am.*	*Opium*
Palpitaciones nocturnas	*Calcarea carb.*	*Cannabis indica*	*Lachesis mut.*
Paperas	*Belladonna*	*Mercurius iod.*	*Phytolacca dec.*
Párpados adheridos después de dormir	*Borax ven.*	*Pulsatilla*	*Argentum nit.*
Pérdida de cabello	*Acidum phos.*	*Lycopodium cla.*	*Natrium mur.*

Nombre de enfermedad/ padecimiento	Remedios		
	I	**II**	**III**
Pérdida de cabello	Favor de consultar Alopecia.		
Pérdida de peso aunque coma adecuadamente	*Lodum*	*Natium mur.*	*Abrotanum*
Pérdida de sangre (hemorragia)	*China off.*	*Hamamelis*	*Phosphorus*
Pérdida del apetito	*China off.*	*Nux-v.*	*Ferrum met.*
Pérdida o disminución del deseo sexual (si es hombre, consultar a un médico)	*Cantharis ves.* (erección dolorosa)	*Acidum fluor.*	*Acidum phos.*
Pérdida repentina de la voz en cantantes y oradores (véase Ronquera)	*Arum trip.*	*Rhus tox.*	*Phosphorus*
Pesadez abdominal	*Lycopodium cla.*	*Aloe*	*Graphites*
Pesadez de la vejiga	*Lycopodium cla.*	*Natrium mur.*	*Sepia*
Pesadez de pies	*Alumina*	*Arsenicum alb.*	*Natrium mur.*
Pesadez en el útero	*China off.*	*Sepia*	
Pesadez en la frente	*Aconitum*	*Belladonna*	*Natrium mur.*

Nombre de enfermedad/ padecimiento	Remedios		
	I	II	III
Pesadez estomacal después de comer	*China off.*	*Nux vomica*	*Pulsatilla*
Pesadez estomacal después de comer	*Lycopodium cla.*	*Kalium bich.*	*Hepar sulphur*
Picaduras de insecto	*Apis mel.*	*Ledum pal.*	*Arsenicum alb.*
Piel grasosa (aceitosa)	*Natrium mur.*	*Bryonia alb.*	*Causticum*
Piel sensible al tacto	*Hepar sulphur*		
Piojos en cabeza	Véase Cabeza.		
Piquete de avispa	*Cantharis ves.*		
Pirrea, mal aliento	*Merc cor.*	*Kalium carb.*	*Carbo veg.*
Pólipos en la nariz	*Lemna minor*		
Pólipos nasales	*Sanguinaria nit.*	*Calcarea carb.*	*Teucrium mar.*
Poliurea	*Argentum nit.*	*Calacarea fluor.*	*Acid. phos.*
Presión arterial baja	*Cactus gran.*	*China off.*	*Carbo veg.*
Presión arterial elevada	*Baryta mur.*	*Aurum met.*	*Lachesis mut.*
Problemas craneales, efecto tardío a las lesiones	*Arnica mont.*	*Natrium sulph*	*Natrium mur.*

Nombre de enfermedad/ padecimiento	Remedios		
	I	**II**	**III**
Problemas dentales en los niños	*Calcarea phos.*		
Problemas gástricos	*Carbo veg.*	*Pulsatilla*	*Calcarea carb.*
Prolapso de útero	*Sepia off.*	*Natrium mur.*	*Belladonna*
Prolapso rectal	*Sepia off.*	*Ruta gra.*	*Podophyllum pel.*
Prostatitis (consulta con un médico)	*Sabal ser. Q*	*Conium mac.*	*Ferrum pic.*
Prurito (comezón)	*Rhus tox.*	*Rumex cris.*	*Sulphur*
Puntos amarillos y cafés sobre el rostro	*Sepia off.*	*Sulphur*	
Q			
Queloides	*Acidum fluo.*	*Silicea ter.*	*Thuja occ.*
Quemadura de las palmas	*Sulphur*	*Petroleum*	*Phosphorus*
Quemadura de las plantas de los pies	*Sulphur*	*Sanguinaria c.*	*Lycopodium cla.*
Quemadura en el pecho	*Carbo veg.*	*Sulphur*	
Quemaduras	*Cantharis*	*Hepar Sulphur*	*Kalium bich.* (quemaduras graves con formación de pus)

Nombre de enfermedad/ padecimiento	Remedios		
	I	II	III
R			
Rechinamiento de dientes al dormir	*Cina*	*Belladonna*	*Calcarea carb.*
Rechinamiento de dientes	*Cina*	*Belladonna*	
Resequedad de boca con sensación de sed	*Bryonia alb.*		
Resfriado con escurrimiento nasal durante el día y constipación por la noche		*Nux-v.*	
Resfriado que incrementa con el clima seco	*Aconitum nap.*	*Calcarea carb.*	*Hepar sulp.*
Resfriado que incrementa con el clima húmedo	*Rhus tox.*	*Calcarea carb.*	*Dulcamara*
Resquebrajamiento de las uñas	*Natrium mur.*	*Antimonium crud.*	*Silicea ter.*
Retención de orina en niños	*Aconitum nap.*		
Rigidez del cuerpo	*Rhus tox.*	*Bryonia alb.*	
Rigidez en cuello	*Aconitum nap.*	*Belladonna*	*Causticum*
Rinitis, primera etapa	*Aconitum nap.*	*Arsenicum alb.*	*Gelsemium sem.*

Nombre de enfermedad/ padecimiento	Remedios		
	I	**II**	**III**
Risa por cosas insignificantes	*Cannabis indi.*	*Hyoscynamus nig.*	
Risa que agrava el padecimiento	*Borax ven.*	*Stannum met.*	*Phosphorus*
Ronquera	*Causticum*	*Arum trip.*	*Sulphur*
Ronquidos	*Lemna minor*	*Hippozaeninum*	*Sanguinaria nit.*
Rostro aceitoso	*Natium mur.*	*Thuja occ.*	*Psorinum*
Rubéola	*Pulsatilla nig.*	*Arsenic alb.*	*Euphrasia off.*
S			
Sabor agrio	*Nux vomica*	*Calcarea carb.*	*Lycopodium cla.*
Salpullido en niños	*Aconitum nap.*	*Bryonia alb.*	
Salpullido por piquete de mosquitos	*Dulcamara*		
Sangrado de encías	*Carbo veg.*	*Mercurius sol.*	*Acidum nit.*
Sangrado nasal en niños	*Abrotanum*	*Nux mos.*	
Sarna	*Calcarea sulph. (húmeda o seca)*	*Graphites (húmeda)*	*Hepar sulphur*
Se despierta alterado y sofocado	*Spongia tos.*	*Sambucus nig.*	
Se siente ofendido con facilidad	*Staphysagria*	*Ignatia ama.*	*Nux vomica*
Sed insaciable	*Natrium mur.*	*Bryonia alb.*	

Nombre de enfermedad/ padecimiento	Remedios		
	I	II	III
Sensación de engrosamiento de las uñas	*Ignatia am.*	*Thuja occ.*	*Aancardium ori.*
Sensación de debilidad en general	*China off.*	*Ferrum phos.*	*Acidum phos.*
Sensación de estar sobre una cama rígida	*Arnica mont.*	*Baptista tin.*	*Pyrogenium*
Sensación de grumos en la garganta	*Asafoetida*	*Ignatia ama.*	
Sensación de hartura (estomacal)	*Lycopodium cla.*	*Aesculus hip.*	*China off.*
Sensación de picazón	*Silicea ter.*	*Apis mel.*	
Sensación de tristeza	*Ignatia ama.*	*Natrium mur.*	*Aurum met.*
Sensación de vacío (estomacal)	*Sepia off.*	*Coccus cac.*	
Sequedad de boca	*Bryonia alb.*	*Arsenicum alb.*	
Sequedad de boca, sin sed	*Apis*	*Nux mos.*	*Pulsatilla*
Si el niño se pica la nariz hasta sangrar	*Arum trip.*		
Si el niño se pica la nariz con frecuencia	*Cina*		

Nombre de enfermedad/ padecimiento	Remedios		
	I	II	III
Sin deseos de evacuar durante días	*Alumina*	*Bryonia alb.*	*Hydrastis Q*
Sin gusto, lengua blanquecina	*Antimonium crud.*	*Natrium mur.*	*Magnesium carb.*
Sinovitis (inflamación de las coyunturas lubricadas)	*Bryonia alb.*	*Calcarea fluor.*	*Apis mel.*
Sinovitis en rodilla (falta de lubricación en huesos)	*Apis mel.*	*Ledum pal.*	*Acidum nit.*
Sinusitis	*Kalium bich.*	*Silicea ter.*	*Sanguinaria can.*
Sollozos	*Ignatia ama.*	*Natrium mur.*	*Pulsatilla nig.*
Sudor de pies	*Silicea ter.*	*Calcarea carb.*	
Sudoración en la cabeza	*Calcarea carb.*		
Sudoración en las partes cubiertas	*Thuja occ.*		
Sudoración excesiva en pies y axilas	*Rhus tox.*	*Sulphur*	*Silicea ter.*
Sueño sin descanso	*Nux vomica*		
Supuración de oídos	*Pulsatilla*	*Mercurius sol.*	*Hepar sulph.*
Suspiro involuntario	*Ignatia am.*	*Calcarea phos.*	*Lachesis mut.*

Nombre de enfermedad/ padecimiento	Remedios		
	I	II	III
T			
Tartamudeo	*Bovista Lyc.*	*Stramonium*	
Temor a la examinación	*Anacardium occ.*	*Argentum nit.*	*Gelsemium sem.*
Tensión excesiva en ojos	*Ruta*	*Natrium mur.*	*Senega*
Tialismo (exceso de saliva)	*Mercurius sol.*	*Kalium mur.*	*Syph. 200* (una dosis)
Tiña	*Sepia off.*	*Arsenicum alb.*	*Bacillinum-1M* (una dosis)
Todo sabe salado	*Belladonna*		
Toma poca cantidad de agua	*Arsenicum alb.*		
Tos con flemas	*Bryonia alb.*	*Belladonna*	*Antim tart.*
Tos con sofocación	*Carbo veg.*	*Ipecac*	*Drosera rot.*
Tos de la vejez	*Alumina*	*Antimonium tart.*	*Baryta carb.*
Tos que provoca migraña	*Belladonna*	*Bryonia alb.*	*Capsicum*
Tos que provoca vómito del alimento	*Ipecac*	*Drosera rot.*	*Ferrum phos.*
Tos que se agrava al comer	*Bryonia alb.*	*Cocc-c*	*Kalium bi.*
Tos que se agrava al hablar	*Rumex cris.*	*Fósforo*	*Drosera rot.*

Nombre de enfermedad/ padecimiento	Remedios		
	I	II	III
Tos seca	*Aconitum nap.*	*Belladonna*	*Ipecac*
Transpiración excesiva	*Acidum phos.*	*Rhus glabra*	*Thuja occ.*
Trastorno renal	*Belberis vul.*	*Apis mel.*	*Terebinthina ch.*
Trastornos de la vejez en general (senilidad, excesos sexuales, temblores, debilidad, etc.)	*Ambra gris.*	*Baryta carb.*	*Lycopodium cla.*
Trastornos del hígado, en general	*Chelidonium maj.*	*Lycopodium cla.*	*China off.*
Trastornos estomacales, indigestión	*Nux vomica*	*Carbo veg.*	*Lycopodium cla.*
Trastornos menstruales en general (véase siguiente capítulo para conocer los síntomas en detalle)	*Pulsatilla nig.*	*Sepia off.*	
U			
Úlceras bucales en general	*Borax ven.*	*Acidum nit.*	*Mercurius sol.*
Úlceras con picazón	*Sulphur*		
Úlceras de lento alivio	*Silicea ter.*		
Úlceras de presión	*Arnica mont.*	*Calendula off.*	*Acid fluor.*

Nombre de enfermedad/ padecimiento	Remedios		
	I	II	III
Uñas enterradas	*Silicea ter.*	*Graphites*	*Magnesium phos.*
Uñas que no crecen	*Antimonium crud.*		
Urticaria	*Apis mel.*	*Urtica urens Q*	*Rhus tox.*
V			
Várices en piernas	*Aesculus hip.*	*Pulsatilla nig.*	*Acidum fluor.*
Verrugas	*Thuja occi.*	*Acidum nit.*	*Causticum*
Vértigo	Véase el siguiente capítulo.		
Vértigo (al mirar hacia abajo)	*Argentum nit.*	*Colocynthis*	*Silicea ter.*
Vértigo (al mirar hacia arriba)	*Causticum*	*Pulsatilla*	*Kalium phos.*
Vómito	*Ipecac* (general)	*Aethusa cyan.* (después de tomar leche en los niños)	*Mercurius sol.*
Vómito durante embarazo	*Sepia off.*		

Padecimientos infantiles en general Conducta imprevista			
	I	**II**	**III**
Agita los pies al sentarse en una silla	*Lycopodium cla.*		
Aprende a hablar tardíamente	*Natrium mur.*		
Aprende a hablar tardíamente	*Calcarea carb. Consultar al médico*		
Cólico infantil	*Allium cepa*	*Aloe*	*Chamomilla*
Come tierra, cal, barro, gis	*Calcarea carb.*	*Alumina*	*Acid Nit.*
Constipación nasal infantil durante la noche	*Sambucus*		
Consume dulces en exceso	*Argentum nit.*		
Consume exceso de sal	*Natrium mur.*		
Da vueltas al dormir	*Arsenicum alb.*		
Debilidad mental o física	*Baryta carb.*	*Calcarea*	*Kalium phos.*
Desea cosas pero después las rechaza	*Chamomilla*	*Bryonia*	
Despide un olor acre	*Calcarea carb.*	*Hepar sulph.*	*Rheum*
Diarrea en niños	*Chamomilla*	*Podophyllum peli.*	*Calcarea carb*
Diarrea infantil durante la dentición	*Calcarea carb.*	*Podophyllum peli*	*Chamomilla*
Estreñimiento infantil	*Alumina*	*Bryonia alb.*	*Magnesium carb.*

	I	II	III
Irritabilidad, se tranquiliza al tomarlo en brazos	*Chamomilla*		
Llora antes de orinar	*Lycopodium cla.*	*Borax ven.*	
Llora durante la dentición	*Chamomilla*	*Calcarea phos.*	
Llora durante la dentición, le desagrada la leche	*Aethusa cyan.*		
Mastica la ropa y granos de arroz crudo	*Alumina*		
Miedo a los movimientos descendentes	*Borax ven.*		
Mueve constantemente los objetos sobre la mesa	*Kalium mur.*		
Muy tímido	*Silicea ter.*		
Raquítico	*Calcarea carb.*		
Se queja de dolores en las piernas por la noche	*Calcarea phos.*		
Se sobresalta al dormir	*Lycopodium cla.*		
Se tira del pelo	*Belladonna*		
Sostiene la respiración al llorar	*Ferrum met.*		
Tira de su pene constantemente	*Merc sol.*	*Cantharis*	

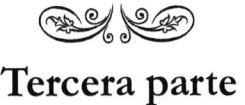

Tercera parte

Remedio sencillo de acuerdo con los síntomas

Excepto en dos o tres casos de dolor de muelas y forúnculos donde se prescriben remedios alternos para un pronto alivio

Reglas para tomar los medicamentos

- ✺ Toma el medicamento en la potencia y con la frecuencia que se indica.
- ✺ Cuando no se indique potencia, toma como referencia una potencia de 30 en los medicamentos.
- ✺ Toma una dosis única de cuatro píldoras por la mañana en ayunas, a menos que se indique otra cosa.
- ✺ Para niños mayores de cuatro años, la dosis es de cuatro píldoras.
- ✺ Para niños de dos a cuatro años, la dosis es de tres píldoras.
- ✺ Para niños menores de dos años, la dosis es de una píldora.
- ✺ Espera tres días para los resultados, a menos que se indique otra cosa.
- ✺ En caso de alivio parcial, reduce la dosis a un día y espera otros tres días.
- ✺ Si se presenta el alivio total, no se requerirá de la repetición de la dosis después de tres días.
- ✺ Si no se presenta alivio después de una semana, consulta con el médico.

Acné
¿Qué sabes sobre el acné?

El acné presenta espinillas en el rostro, el cuello, hombros o espalda. Es una erupción pustular, folicular o papular en la cual intervienen las glándulas sebáceas (que producen grasa) de la piel. La causa del acné es la sensibilidad al nivel normal de hormonas sexuales. Esta hipersensibilidad produce un alto nivel de sebo (secreciones sebáceas). Surge durante la adolescencia. Los adolescentes son víctimas de este trastorno, siendo los varones los más propensos a éste que las niñas. El acné provoca un complejo de inferioridad o angustia en el que lo padece; sin embargo, no causa ningún daño grave a la salud.

Primer paso del tratamiento

- ✿ Consumir una mayor cantidad de ensaladas con las comidas, una mayor cantidad de leche, requesón y mantequilla ayuda a eliminar el acné.
- ✿ Resulta útil lavarse la cara con jabón neutro al regresar a casa después de haber salido.
- ✿ Evita una mayor sudoración eliminando los alimentos picantes, la comida chatarra y las bebidas gaseosas.
- ✿ Consume alimentos con mayor cantidad de vitamina A (leche, mantequilla, huevo, etcétera. No consumir en exceso estos productos).

Nota: los medicamentos deben tomarse tres veces al día durante siete días, siempre y cuando no exista otra indicación.

- ✿ Durante la pubertad, el acné con picazón: *Asterias rubens.*
- ✿ Cuando el *Asterias rub* no funciona y las erupciones son pustulares: *Kalium bromatum.*

❦ Espinillas acompañado de estreñimiento, las espinillas aumentan después del baño: *Magnesia muriaticum.*

❦ Acné en la nariz: *Causticum.*

❦ Acné en la frente: *Ledum palustre.*

❦ Espinillas endurecidas: *Agaricus muscarius.*

❦ Las espinillas son húmedas, la digestión es lenta y se presenta flatulencia: *Carbo vegetabilis.*

❦ Espinillas rosáceas, palidez y sensación de escalofrío: *Silicea terra.*

❦ Durante el periodo menstrual el acné aumenta y se agrava al consumir azúcar, grasas, carne, comidas pesadas, té y café: *Psorinum* 200, una dosis cada semana.

❦ Las adolescentes con trastornos menstruales y debilidad: *Calcarea phosphorica.*

Afecciones de las uñas
¿Qué sabes sobre los trastornos de las uñas?

Se dice que las uñas se encuentran en buena salud cuando presentan un aspecto suave, fuerte y de un color carnoso, un tanto rosado. Si las uñas presentan surcos, rayas, tienen un aspecto áspero, presentan una forma de cuchara y se rompen fácilmente, entonces no están sanas. Algunos médicos conocen el estado de tu salud al observar la condición de tus uñas. Esto se debe a que las uñas están formadas por queratina, una especie de proteína que forma principalmente la piel y el cabello. Si existe poca cantidad de proteína, el cuerpo lo refleja. Si una uña es extraída o se rompe debido a alguna lesión, tardará hasta seis meses en crecer desde la base hasta la punta. La uña del dedo grueso del pie puede tardar más de seis meses en crecer.

Las manchas blancas en algunas uñas no son señal de ningún padecimiento; sin embargo, algunos médicos lo consideran como una deficiencia de zinc en el cuerpo. Por supuesto, una uña que carece de hierro puede resultar en una forma de cuchara. La deficiencia de hierro o anemia cambia el color de la uña a pálido y la hace quebradiza. Una alta deficiencia de proteína en el cuerpo puede hacer que la base de la uña presente una apariencia blanquecina. Si alguna bacteria infecta las uñas y la piel alrededor de ellas, las uñas pueden llegar a suavizarse, decolorarse y engrosarse. Algunas enfermedades de la piel también dan una apariencia descuidada, gruesa y sucia.

Primer paso del tratamiento

❀ Tan pronto como percibas un cambio en la apariencia y color de tus uñas o si éstas tardan en crecer o crecen demasiado pronto, consulta al médico.

❀ Corta tus uñas regularmente de modo que no contengan impurezas.

❀ Después de lavarte las manos y los pies, sécalos cuidadosamente.

❀ Es aconsejable el uso de guantes al lavar los utensilios o la ropa para el cuidado de las uñas.

❀ Cuida tu dieta. Consume nutrientes fundamentales que contengan calcio, vitamina C y zinc.

Medicamentos

Los medicamentos que aquí se presentan no garantizan resultados inmediatos. Éste es un proceso lento, al igual que el crecimiento de las uñas; por lo tanto, se requiere de paciencia. Después de la primera automedicación, deberás consultar al homeópata.

℞ Uñas corrugadas, manchadas, desiguales y ásperas: *Calcarea carbonica* 200, una dosis diaria durante cuatro días. Observa los resultados después de 15 días y consulta al homeópata.

℞ Uñas gruesas, quebradizas y que se caen fácilmente, además de estreñimiento y dolor en la espalda: *Graphites* 200, una dosis durante tres noches de manera alterna. Consulte al médico después de 15 días.

℞ Uñas que crecen demasiado rápido, están deformes, desiguales, son quebradizas y frágiles: *Acidum fluoricum* 30, tres veces al día durante siete días y esperar una semana más antes de visitar al médico.

℞ Uñas pálidas, deformes, suaves y quebradizas, además de sudoración en las partes cubiertas del cuerpo, el paciente evacúa después del desayuno: *Thuja occidentalis* 200, una dosis diaria por las noches durante cuatro días. Reporte el resultado al homeópata después de 15 días.

℞ Uñas pálidas y deformes, consumo excesivo de sal: *Natrium muriaticum* 200 de acuerdo con la indicación anterior con *Thuja ocidentalis*.

℞ Uñas desprendidas, doloridas y sensibles, dolor al cortarlas: *Hepar sulphur* 30, tres veces al día durante cinco días. Reportar con el médico después de 15 días.

℞ Dolor en la base de las uñas: *Calcarea phosphorica* 30, tres veces al día durante siete días.

℞ Uñas que crecen lentamente: *Causticum* 200, una dosis diaria durante tres días. Observa durante 15 días y reporta al médico.

℞ Manchas blancas en las uñas, uñas estropedas, uña del dedo grueso del pie que no crece, afección en la piel que rodea a las uñas de las manos: *Silicea terra* 30, tres veces al día durante siete días. El resultado se puede observar durante dos semanas y se debe reportar al homeópata.

Alergia a algún alimento y sus agravantes
¿Qué sabes sobre la alergia?

La alergia es la sensibilidad a algún alimento, bebida, clima, medicamento, etcétera. La alergia se dispara por la exposición a una substancia o condición que provoca la alergia. El mejor tratamiento es evitar las sustancias y la exposición a los agentes que provocan la alergia; sin embargo, esto es casi imposible, a menos que se conozca la causa de la alergia. Las personas no pueden evitar el polvo y la contaminación en la vida diaria si se vive en una ciudad contaminada. La alternativa seguirá siendo el fortalecer nuestro sistema inmunológico o nuestro cuerpo, de modo que aumente su resistencia en contra de las enfermedades. La homeopatía puede lograrlo.

Primer paso del tratamiento

✿ Si se presenta alergia al polvo, evítalo utilizando un tapabocas. La intensidad de la alergia disminuirá.

✿ No existe otra medida para evitar las alergias a menos que se conozca el alérgeno. Si sabemos que comer cebolla nos provoca escurrimiento nasal, debemos dejar de consumirla y tomar medicamentos homeopáticos a fin de volver a comer cebolla.

Medicamentos

℞ Pan, alimentos ácidos: *Natrium muriaticum* 200, una dosis semanal por la mañana en ayunas, durante tres semanas.

℞ Mantequilla: *Pulsatilla nigricans* 200 con la misma indicación anterior.

℞ Cerveza: *Kalium bichromicum* 200 con la misma indicación anterior.

ᔧ Leche: *Magnesia carbonica* 30, tres veces al día durante siete días.

ᔧ Leche fría: *Kalium iodatum* 200, una dosis semanal en ayunas durante tres semanas.

ᔧ Mantequilla salada, aspirina, huevo, licor y productos de aves de corral: *Carbo vegetabilis* 200 con la misma indicación anterior.

ᔧ Antibióticos: *Sulphur* 200, una dosis en ayunas por la mañana con la misma indicación anterior.

ᔧ Café: *Nux vomica* 200, una dosis con la misma indicación anterior.

ᔧ Calor: *Apis* 30, dos veces al día durante siete días.

ᔧ Hielo: *Arsenicum álbum* 200, una dosis semanal al acostarse, para un total de tres dosis en tres semanas.

ᔧ Bebidas gaseosas, frutas, fruta demasiado madura o alimento en mal estado: *Arsenicum álbum* 200, con la misma indicación anterior.

ᔧ Alimentos fríos: *Arsenicum álbum* 200, con la misma indicación anterior.

ᔧ Alimentos calientes: *Bryonia alba* 200, con la misma indicación anterior.

ᔧ Humedad: *Dulcamara* 30, tres veces al día durante siete días.

ᔧ Azúcar: *Argentum nitricum* 200 semanalmente, una dosis por la noche durante tres semanas (tres dosis).

ᔧ Arroz: *Tellurium* 200, con la misma indicación anterior.

ᔧ Calabaza: *Petroleum* 200, con la misma indicación anterior.

ᔧ Verduras en mal estado: *Carbo animalis* 200, con la misma indicación anterior.

ᔧ Postres, helado, variedad de alimentos: *Pulsatila nigricans* 200, con la misma indicación anterior.

ᔧ Limón: *Selenium metallicum* 200, con la misma indicación anterior.

☞ Melón: *Zingiber officinale* 30, dos dosis al día durante siete días.

☞ Pepinillos, alimentos agrios, ácidos: *Lachesis mutus* 200, semanalmente, una dosis por tres semanas.

☞ Fresas: *Oxalicum acidum* 200, con la misma indicación anterior.

☞ Cebolla: *Thuja occidentalis* 200, con la misma indicación anterior.

☞ Papa: *Alumina* 200, con la misma indicación anterior.

☞ Carne: *Arsenicum álbum* 200, con la misma indicación anterior.

☞ Aderezos: *Argentum nitricum* 200, con la misma indicación anterior.

☞ Tinte para el cabello: *Sulphur* 200, en ayunas, con la misma indicación anterior.

☞ Harina de trigo: *Psorinum* 200, con la misma indicación anterior.

Alteración de la voz
¿Qué sabes sobre la alteración o pérdida de la voz?

La alteración o pérdida de la voz es muy común en la India, donde las funciones maritales, las reuniones públicas y la enseñanza contribuyen en mucho a ello. Dentro del matrimonio y en otras funciones, la gente habla y canta, en las reuniones públicas, los líderes hablan en voz alta durante horas y, en las escuelas, los maestros deben hablar continuamente en sus clases. La pérdida de la voz se debe a un trastorno de las cuerdas vocales que afecta el habla. La voz entonces se vuelve áspera, menos audible e incluso se pierde.

La pérdida de la voz es temporal debido a la inflamación de la laringe (caja de la voz). Otra razón es una infección viral provocada por un resfriado, por fumar o por consumir alimentos irritantes. Si la pérdida de la voz se convierte en un padecimiento regular y persistente, puede deberse a la formación de pólipos (un crecimiento no maligno en las cuerdas vocales). Esto requiere de una revisión médica. Si la pérdida de la voz se debe al uso excesivo de la voz, como en el caso de los líderes, los oradores y los maestros, esto desaparecerá en unos cuantos días. La inflamación o infección, en tales casos, resulta indolora.

Primer paso del tratamiento

* El descanso de la laringe y evitar el uso excesivo de la voz producirán un alivio inmediato.
* No aclares tu garganta con frecuencia, ya que esto podría irritar tu laringe.
* Si padeciste algún resfriado y posterior a éste sufres de pérdida de la voz o de ronquera, atiende primero el resfriado.
* Toma una gran cantidad de agua.
* Será de gran ayuda si limpias tu garganta con gárgaras de té negro mezclado con un poco de sal tres o cuatro veces.

Medicamentos

* Pérdida de la voz por resfriado o un simple catarro: *Causticum* 30, cinco veces al día durante dos días.
* Pérdida de la voz al exponerse a un calor excesivo: *Antimonium crudum* 30, cuatro veces al día durante dos días.
* Pérdida repentina de la voz en cantantes, oradores o abogados: *Arum triphyllum* 30, cinco veces al día durante dos días.
* Pérdida de la voz antes del periodo menstrual: *Gelsemium sempervirens* 30, cuatro veces al día durante dos días

antes de la aparición del periodo. No tomar medicamentos durante los periodos.

ﻮ Cambio en el tono de la voz, a veces resulta incierta o se emite en forma de susurro: *Rhus toxicodendron* 30, cuatro veces al día durante dos días.

ﻮ Cualquier tipo de pérdida de la voz o ronquera, en combinación con un deseo por beber agua muy fría: *Phosphorus* 200, dos dosis en total con intervalos de una hora.

Ansiedad (deseos)
¿Qué sabes sobre la ansiedad?

La ansiedad es el deseo por comida u otras cosas. Quizás hayas observado casos simples de niños que comen gis, que mastican lápices, papel, barro, etcétera. Asimismo, hay personas que le agregan sal o azúcar a sus alimentos. Algunas personas no pueden comer sin encurtidos. Algunas otras comen arroz crudo, otras comen huevo todos los días. Todo esto se considera ansiedad.

Todo en exceso es malo. Debe haber algunos efectos secundarios en el cuerpo debido a esto. Incluso si tales efectos no se perciben de inmediato, la Homeopatía considera estos deseos e incluso las aversiones como algo relevante que ayuda a encontrar el medicamento adecuado. Si alguien tiene problemas de digestión y tiene ansiedad por la sal, esto apunta hacia el medicamento *nat-m*. Si el cuerpo muestra algunos síntomas, debes probar con *nat-m*. Por supuesto, un buen médico siempre optará por los síntomas de *nat-m*. Una persona común también puede administrar una dosis de *nat-m* a alguien que padece de ansiedad por la sal y obtendrá resultados asombrosos.

Primer paso del tratamiento: *ninguno.*

Medicamentos para algunas ansiedades

Deseo o ansiedad por:

- Ropa, alimento crudo, arroz crudo: *Alumina* 200.
- Grasa, cal, arcilla, lápices, gis, barro, etc.: *Acidum nitricum* 200.
- Sal: *Natrium muriaticum* 200.
- Huevo: *Calcarea carbonica* 200.
- Dulces: *Argentum nitricum* 200.
- Curtidos y alimentos ácidos: *Sepia officinalis* 200.
- Limonada: *Pulsatilla nigricans* 200.
- Plátano: *Theridion* 200.
- Bebidas gaseosas heladas: *Phosphorus* 200.
- Leche: *Rhus toxicodendron.*
- Desea todo frío: *Secale cornutum* 200.

Nota: sólo se debe tomar una dosis. Espera resultados 15 días y si funciona, repite una dosis. Si no se presenta mejoría, consulta con un médico.

Artritis, gota, reumatismo, dolor en coyunturas
¿Qué sabes sobre la artritis?

Existen muchos tipos de enfermedades relacionadas con ésta, como la osteoartritis, la artritis reumatoide, artritis infecciosa y gota, etcétera. Para una persona común, estas enfermedades poseen un síntoma común de dolor en las coyunturas, rigidez y limitación de movimientos. La artritis es un estado de enfermedad crónico que se incluye aquí de manera breve de tal modo que pueda administrarse un tratamiento de primera mano. Después de tomar los medicamentos se presentará un alivio temporal, de acuerdo con los síntomas del cuerpo; sin embargo, el paciente deberá consultar con un Homeópata para recibir un adecuado tratamiento.

Primer paso del tratamiento: *ninguno*.

Medicamentos

ᔭ Dolor en dedos, manos y pies que aumenta durante los periodos menstruales o al inicio de la menopausia: *Caulophyllum thalictroides-Q*, 10 gotas en medio vaso de agua, tres veces al día durante siete días.

ᔭ Si el dolor aumenta durante el reposo y exposición al frío, pero disminuye con el movimiento: *Rhus toxicodendron* 200, una dosis por la mañana en ayunas. Esperar tres días. Si el dolor disminuye, tomar el mismo medicamento después de cuatro días en una dosis, y después semanalmente una dosis durante cuatro semanas. En caso de no haber mejoría después de los primeros tres días, consultar con el homeópata o probar el siguiente medicamento si se presentan los siguientes síntomas.

ᔭ Si el *Rhus toxicodendron* no funciona, el dolor aumenta durante el frío y disminuye con el movimiento: *Calcarea carbonica* 200, con la misma indicación anterior.

ᔭ Dolor e inflamación de las coyunturas y el dolor aumenta con el movimiento: *Bryonia alba* 200, con la misma indicación anterior.

ᔭ Dolor en los huesos largos: *Causticum* 200, con la misma indicación anterior.

ᔭ Dolor en los huesos largos causado por una lesión o en combinación con síntomas de dolor ocular: *Ruta graveolens*, tres veces al día durante siete días.

ᔭ Dolor en los huesos largos, dolor en la coyuntura de la cadera que disminuye con el movimiento: *Acidum phosphoricum* 200, tal como se mencionó al contrario de *Rhus tox.*

ॐ Dolor en los grandes músculos que aumenta en las noches y en clima húmedo: *Cimicifuga racemose* 200, dos veces al día durante tres días.

ॐ Dolor que se recorre hacia abajo y que afecta gran parte de una extremidad: *Kalmia latifolia* 200, con la misma indicación anterior.

ॐ Dolor en un dedo grande del pie y en las coyunturas, acompañado de inflamación, ulceración, y que aumenta con el calor, con la presión, con el movimiento y se recorre hacia arriba: *Ledum palustre* 200, con la misma indicación anterior.

ॐ Dolores que aumentan al reposar, durante la noche y el calor, pero disminuye con el frío, el aire libre y el movimiento: *Pulsatilla nigricans* 200, con la misma indicación anterior.

ॐ Dolor acompañado de contusiones y torceduras causadas por una lesión, además de no soportar el contacto: *Arnica montana* 200, con la misma indicación anterior.

ॐ Dolor y nudosidades (nódulo es una protuberancia o inflamación) en las coyunturas: *Guajacum officinale* 200, con la misma indicación anterior.

ॐ Dolor gotoso acompañado de orina maloliente: *Acidum benzoicum* 30, tres veces al día durante siete días.

ॐ Dolor gotoso acompañado de orina en color rojo: *Lycopodium* 200, una dosis cada tercer día para un total de tres dosis.

ॐ Alargamiento de las coyunturas, dolor que aumenta durante el reposo y cuando se aproxima una tormenta: *Rhododendron chrysanthum* 200, dos veces al día durante tres días.

ॐ Dolor gotoso con un alto contenido de ácido úrico y sales: *Urtica uren-Q,* 10 gotas en medio vaso de agua, tres veces al día durante siete días.

- Deformaciones artríticas (cuando las coyunturas se deforman), particularmente las de los dedos: *Picricum acidum* 200, una dosis semanal durante tres semanas.

- Dolor en las coyunturas o en los músculos acompañado de entumecimiento: *Chamomilla* 200, dos veces al día durante tres días, con la misma indicación anterior.

- Dolor que se recorre de manera diagonal hacia el brazo derecho y la pierna izquierda, acompañado de entumecimiento y sensación de frío: *Agaricus muscarius* 200, con la misma indicación anterior.

- Dolor que viaja como choque eléctrico al exponerse a la humedad, pero disminuye con el calor: *Phytolacca decandra* 200, con la misma indicación anterior.

- Dolores reumáticos en las coyunturas que aumentan después de lavar la ropa: *Sepia officinalis* 200, con la misma indicación anterior.

- Dolor que aumenta al contacto y cuando ha habido una pérdida de fluidos vitales: *China officinalis* 30, tres veces al día durante siete días.

- Dolor en talones que disminuye al ejercer mayor presión sobre ellos: *Berberis vulgaris* 200, dos veces al día durante tres días.

- Dolor en talones y dedos del pie acompañado de inflamación, baja temperatura, rigidez, sensación febril: *Colchicum autumnale* 200, con la misma indicación anterior.

- Dolor que viaja del codo hacia la mano y que disminuye con el calor, acompañado de dolor de espalda: *Aesculus hippocastanum* 200, con la misma indicación anterior.

- Dolor que viaja del brazo al dedo: *Chelidonium majus* 200, igual que lo anterior.

- Dolor que viaja del brazo al codo o del dedo pulgar al codo: *Calcarea sulphurica* 200, igual que lo anterior.

👃 Dolor en el codo izquierdo: *Gelsemium sempervirens* 200, igual que lo anterior.

👃 Dolor en el codo derecho: *Oxalicum acidum* 200, igual que lo anterior.

👃 Dolor que viaja de la cadera a la rodilla (derecha), acompañado de inflamación de las rodillas: *Kalium carbonica* 200, sólo una dosis y esperar resultados tres días.

👃 Dolor en costillas y pecho: *Bryonia alba* 200, dos veces al día durante tres días.

👃 Variaciones del dolor: *Pulsatilla nigricans* 200, igual que lo anterior.

👃 Dolor al apoyarse sobre el costado: *Phytolacca decandra* 200, igual que lo anterior.

👃 Dolor en los muslos: *Rhus toxicodendron* 200, igual que lo anterior.

👃 Dolor debajo del muslo: *Phytolacca decandra* 200.

👃 Dolor intermitente que aparece de repente: *Belladonna*, tres veces al día durante tres días.

👃 Dolor intermitente que aparece gradualmente: *Stannum metallicum*, con la misma indicación anterior.

👃 Dolor en las pantorrillas: *Lachesis mutus* 200, igual que lo anterior.

👃 Dolor en costado (derecho): *Borax veneta* 200, igual que lo anterior.

👃 Dolor en piernas al permanecer de pie o al sentarse durante mucho tiempo: *Stannum metallicum* 200, una dosis en días alternos para un total de tres dosis.

Aversiones
¿Qué sabes sobre las aversiones?

Todos tenemos gustos y desagrados, deseos y aversiones. A algunos les gusta comer manzanas todos los días; otros no quieren ni siquiera olerlas. Un niño lame la mantequilla con su lengua, tanta es su ansiedad; otro niño odia ver la mantequilla y ni siquiera quiere hablar de comerla. Esto es aversión. La Homeopatía tiene un vínculo con los deseos, las aversiones y las modalidades para analizar el remedio en su totalidad, de acuerdo con la totalidad de los síntomas de la enfermedad. Mientras esto no se logre, la completa curación resulta incierta en las enfermedades crónicas. Por ejemplo, si alguien tiene dolor abdominal y sus síntomas son dolores quemantes que disminuyen con aplicaciones calientes, problemas digestivos después de consumir alimentos en mal estado, comida no vegetariana y alcohol, por masticar tabaco; si sufre de dolores acompañados de inquietud y sed, además de una sensación de escalofrío, el remedio es *Ars.*, (véase el capítulo "Dolores abdominales"). Si el paciente rechaza el agua fría así como si presenta los anteriores síntomas abdominales, se confirma la prescripción de *Ars.*

Primer paso del tratamiento: *ninguno.*

Nota importante: t odos los medicamentos deberán administrarse con una potencia de 200 y en una sola dosis. Si se presenta mejoría, repetir la dosis después de 15 días, de lo contrario, consultar con el médico.

Medicamentos

Aversión a:

- Papas: *Alumina.*
- Queso: *Argentum nitricum.*
- Pescado, sal, azúcar: *Graphites.*
- Cerveza: *Nux vomica.*
- Helado: *Radium bromatum.*

ꭰ Leche, miel: *Natrium carbonicum.*

ꭰ Leche caliente, cebolla, naranja, especias, postres: *Phosphorus.*

ꭰ Manzana: *Antimonium tartaricum.*

ꭰ Huevo: *Ferrum metallicum.*

ꭰ Encurtidos: *Abies nigra.*

ꭰ Café: *Psorinum.*

ꭰ Plátano y ciruela: *Baryta carbonica.*

ꭰ Frutas: *Baryta carbonica.*

ꭰ Sopa: *Rhus toxicodendron.*

ꭰ Calabaza, brandy: *Carbo vegetabilis.*

ꭰ Pan, mantequilla y alimentos calientes: *Natrium muriaticum.*

ꭰ Bebidas gaseosas heladas: *Arsenicum album.*

ꭰ Agua fría, ajo, cebolla, vino: *Sabadilla.*

ꭰ Verduras: *Magnesium carbonicum.*

Calambres en las piernas
¿Qué sabes sobre los calambres en las piernas?

Calambres en hindú es *Bayte* y es una condición extremadamente dolorosa de los músculos de las piernas.

Los pacientes gritan y están a punto de llorar a causa del severo y repentino espasmo muscular que provoca dolores severos. El calambre ocurre principalmente en los músculos de las piernas (pantorrillas), pero también puede ocurrir en los brazos, las manos o los pies. Ocurre de manera ocasional, pero si ocurre con frecuencia, se requiere de un tratamiento. Por lo general los calambres se experimentan durante el sueño. Al dormir, cuando las piernas se encuentran estiradas o al tener un sobresalto, puede ocurrir el calambre, que es ocasionado por la contracción de los músculos que provocan un daño a las terminaciones nerviosas, por una mala circulación sanguínea o por adoptar una mala posición el sentarse o ponerse de pie.

Primer paso del tratamiento

🌢 Después de sufrir un calambre, intenta mover los dedos de la pierna afectada hacia adelante y hacia atrás en una posición recostada, manteniendo la pierna sobre la cama.

🌢 Ahora siéntate sobre la cama y presiona con tu dedo pulgar la parte media por detrás de la pantorrilla (en el punto de unión entre los músculos y el tendón).

🌢 Mantén la presión con tu dedo pulgar moviéndolo de manera ascendente hacia la coyuntura de la rodilla.

🌢 Cuando el dolor haya disminuido, toma tus piernas con ambas manos y presiona la parte interior de las piernas desde la pantorrilla hacia la rodilla.

🌢 La aplicación de compresas calientes también ayuda a desaparecer el calambre.

🌢 Si el dolor persiste por mucho tiempo, aplica ungüento de *Arnica*.

🌢 La mejor prevención contra los calambres es tomar mucha agua y menos cantidad de sal.

Medicamentos

🍃 Calambres en los músculos de las pantorrillas durante la noche al estirarse: *Rhus toxicodendron 30*, tres dosis con un intervalo de cinco minutos durante el ataque. Tomar el mismo medicamento tres veces al día al siguiente día.

🍃 Calambres recurrentes en los músculos de las pantorrillas o en los músculos de las plantas de los pies, palmas de las manos, dedos de los pies y de las manos, tomar *Cuprum metallicum 30*, tres veces al día durante cinco días.

ⓡ Calambres provocados por cansancio y fatiga excesiva y cuando uno se siente amoratado: *Arnica montana* 30, tres veces al día durante tres días.

Caspa
¿Qué sabes sobre la caspa?

La caspa es una enfermedad común de la piel del cuero cabelludo y del cabello. Existen diminutas escamas secas (piel muerta) que se desprenden del cuero cabelludo sin presentar una previa inflamación. Ésta provoca comezón e irritación. Las grandes ciudades presentan este problema debido a la falta de aplicación de aceites y al uso frecuente de champús que contienen sustancias químicas.

Atraídos por los comerciales y anuncios televisivos, las personas dejan que su cabello se reseque sin recibir aceites, invitando así a la caspa. Sólo piensa que si la contaminación y el polvo pueden dañar los pulmones, ¿por qué no la piel? El polvo que cae sobre el cabello reseco no es obstruido por el cabello y alcanza las raíces provocando irritación, así como la acumulación de desechos de polvo. Si el cabello tuviera aceites, el polvo quedaría adherido al cabello y no alcanzaría el cuero cabelludo. Es en las ciudades donde las personas están teniendo este problema. En las áreas rurales, la caspa ni siquiera se conoce.

Primer paso del tratamiento

❀ Lava tu cabello al menos tres veces a la semana (mujeres) y diariamente si eres hombre. No utilices un champú que contenga muchos químicos. Utiliza un champú o jabón herbal que contenga shikakai, *amla* o glicerina.

❀ Utiliza tus propios cepillos y peines limpios y no utilices los cepillos o peines de otras personas.

❀ Durante el verano, utiliza requesón para lavar tu cabello. Aplica el requesón sobre el cabello y enjuágalo después de 15-20 minutos.

❀ Aplica jugo de limón fresco sobre el cuero cabelludo y enjuaga después de 20 minutos.

Medicamentos

℔ Todo el cuero cabelludo está cubierto de caspa y el cabello se cae en manojos: *Phosphorus* 200, una dosis a la semana. Tomar un total de dos dosis.

℔ Caspa con comezón que aumenta al bañarse con agua caliente, a veces acompañada de jaquecas: *Lycopodium clavatum* 200, con la misma indicación anterior.

℔ Caspa con comezón con escamas que se desprenden al rascarse, el cuero cabelludo es sensible y el paciente toma sorbos en vez de tomar un vaso completo de agua: *Arsenicum álbum* 200, con la misma indicación anterior.

℔ Caspa de color blanco, escamosa, cabello reseco, caída del cabello que aumenta en clima húmedo: *Thuja occidentalis* 200, con la misma indicación anterior.

℔ Caspa que aparece más en los márgenes del cabello, la piel es grasosa, el paciente siente ansiedad por la sal: *Natrium muriaticum* 200, con la misma indicación anterior.

℔ Caspa abundante, escamosa, con sudor frecuente por detrás de la cabeza (occipucio): *Sanicula agua* 200, con la misma indicación anterior.

℔ Caspa en partes circulares en forma de tiña, comezón que no se alivia al rascarse, el paciente siente debilidad y, si es mujer, sus periodos menstruales son irregulares: *Sepia officinalis* 200, con la misma indicación anterior.

℔ Caspa con dolor en las raíces del cabello, la cabeza y la frente presentan una mayor cantidad de sudoración: *Calcarea carbonica* 200, con la misma indicación anterior.

Cólico en bebés
¿Qué sabes sobre el cólico?

El cólico equivale a dolor en la región del estómago o el abdomen. Para los bebés, el cólico significa ataques de llanto que son inconsolables. Los niños (principalmente hasta la edad de cuatro meses) se liberan de este cólico al adaptarse a la alimentación y al medio ambiente. El bebé llora por largos periodos, incluso hasta por una hora, principalmente por las tardes o las noches. Las rodillas las eleva hasta el pecho y, si puedes sentir el estómago, se sentirá duro e inflamado. El llanto del bebé es distinto al del llanto por hambre. Cuando tiene hambre, el bebé no llora tanto tiempo. No se sabe a ciencia cierta lo que provoca el cólico, pero existen muchas posibles explicaciones. La mayoría de los niños que sufren de cólicos se encuentran sanos.

Primer paso del tratamiento

* Cuando los bebés son amamantados, es deber de la madre cuidar de su propia dieta. Cambia tu dieta por una simple. Las madres no deben consumir alimentos difíciles de digerir, alimentos que no son vegetarianos, huevo, plátano, chocolate, café, alimentos enlatados, comida rápida ni lácteos empaquetados.
* Si el bebé está llorando, sostenlo contra tu pecho de modo que su cabeza descanse sobre tu hombro. Camina dándole palmaditas en su espalda y cantando alguna canción de cuna. Al sentirse seguro, dejará de llorar por algún rato.
* Existe controversia sobre darle o no bicarbonato a los bebés y muchos médicos convencionales no lo recomiendan. Piensa en estos tónicos tradicionales para el cuidado del bebé y que evitan sus problemas gástricos, así como los cólicos. Éstos han sido probados con el

tiempo. Las madres a lo largo de los tiempos y en todo el mundo han utilizado el bicarbonato. No he visto ningún efecto secundario al administrar estos tónicos.

❦ Si el bebé no está siendo amamantado, dale a beber agua anisada con leche. Vierte una cucharadita de anís en una taza de agua por las noches. Por la mañana, filtra el agua. Una cucharada de esta agua mezclada en una botella de leche desaparecerá la flatulencia y evitará los cólicos.

❦ La aplicación de agua mezclada con *asafoetida* (goma resinosa) alrededor del ombligo ofrece un alivio instantáneo a los cólicos en los bebés. Éste es también un remedio probado con el tiempo.

❦ Para evitar los cólicos en los bebés, es mejor darles un masaje todos los días. Coloca un poco de aceite de mostaza en las palmas de tus manos, frota suavemente el abdomen con movimientos circulares lentos y en dirección de las manecillas del reloj.

Medicamentos

ℳ Mezcla 10 tabletas de *Magnesia phosphorica* 6x en ¼ de taza de agua tibia. Dale al bebé de media a una cucharada cada cinco minutos; tres o cuatro dosis desaparecerán los cólicos de los bebés de hasta cuatro meses.

ℳ En caso de que no haya mejoría, mezcla *Chamomilla*, dos gotas en media taza de agua y dosifícala.

ℳ Si persisten las molestias, mezcla *Colocynthis*, dos gotas de la misma manera que la anterior y dosifícala.

Comezón

La comezón y la urticaria son padecimientos distintos y no deben ser confundidos. La urticaria es comezón provocada por manchas redondas o expandidas de la piel, como el prurito. Estas manchas aparecen y desaparecen de manera repentina y son estimuladas al rascarse, al exponerse al frío y provocan una severa picazón y calor.

¿Qué sabes sobre la comezón?

La comezón puede ser placentera y problemática. Su característica molesta e irritante hace que la persona piense que está sufriendo de alguna enfermedad grave de la piel. La comezón puede ser provocada por algún tipo de alergia, resequedad de la piel o irritación ante determinados perfumes, sustancias químicas o enseres domésticos. Los alimentos difícilmente digeribles, las bebidas estimulantes, el frío o el calor extremo, algún padecimiento en el organismo o alguna enfermedad crónica también pueden provocar comezón. Aquellos que tienen una piel sensible son más propensos a sentir comezón. Lavar la ropa con jabones y detergentes ásperos también produce comezón. Algunas veces la comezón puede deberse a problemas tiroidales o diabetes. La comezón que causa erupciones se relaciona con enfermedades de la piel, mientras que la comezón sin erupciones puede deberse a alguna alergia o a tensión mental.

Primer paso del tratamiento

* Siempre que comience la comezón, es mejor que mojes el área con un trapo húmedo.
* La comezón puede desaparecer no rascándose, sino presionando el área de la comezón.
* Al tocar indirectamente la zona de la comezón también se puede aminorar.
* No te bañes con agua caliente. En muchos casos, esto aumenta la comezón.
* No utilices jabones con demasiado perfume para lavar la piel. Mejor utiliza un jabón neutro o báñate sin usar ningún jabón.

✻ Si la piel se inflama, puede deberse a eczema, a alguna infección o a alguna enfermedad. Si la comezón persiste por mucho tiempo y si la paciente está embarazada, consulta al médico.

Medicamentos

൏ Algunas partes del cuerpo presentan una severa comezón a tal grado que el paciente se provoca sangardo al rascarse: *Mezereum* 30, tres veces al día durante tres días.

൏ Comezón sin erupciones y el paciente siente alivio al frotar la parte afectada contra la pared: *Dolichos pruriens* 30, tres veces al día durante tres días.

൏ Comezón al estar en la cama por las noches, con resequedad de la piel, comezón al desvestirse: *Sulphur* 30, dos veces al día durante dos días.

൏ Si el *Sulphur* no funciona, tome *Carbo vegetabilis* 30, tres veces al día durante dos días.

൏ Comezón con síntomas febriles, enrojecimiento de la piel, sed y aumenta por las noches, toma *Aconitum napellus* 30, tres veces al día durante tres días.

൏ Comezón con enrojecimiento y alguna inflamación de la piel, hormigueo, ardor que aumenta con el calor y aparece una erupción parecida a la urticaria: *Rhus toxicodendron* 30, tres veces al día durante tres días.

Conducta inadecuada (mental)
¿Qué sabes sobre la mente y la conducta inadecuada?

¿Qué es la vida? La vida puede ser identificada en tres dimensiones: la mente, el cuerpo y el espíritu o energía vital y, sin estas tres dimensiones, no se puede definir la unidad del cuerpo. No hay dos individuos iguales. Su cuerpo, su mente y su energía son diferentes. Cada uno posee una personalidad y una estructura psicofísica especial y todo esto se define por las tendencias hereditarias, los hábitos de la vida social y el factor de las enfermedades que invaden a una persona.

La conducta inadecuada puede ser fácilmente identificable en los niños así como en los adultos. Esto tiene una definida relación con las enfermedades. La Homeopatía trata con el individuo mientras analiza sus enfermedades, sus hábitos, sus conductas, sus gustos, sus desagrados y así sucesivamente. Cito un ejemplo: si el medicamento que has elegido para las dolencias del lado derecho y otros síntomas para usar *Lycopodium*, observa si agita los pies mientras permanece sentado. Si es así, se confirma el uso de *Lycopodium*. Por otro lado, si descubres a una persona agitando sus pies al sentarse, piensa en Lycopodium y pregúntale sobre sus otras dolencias por las que acudió a ti. La siguiente información actuará como indicios para los medicamentos.

Primer paso del tratamiento: *ninguno.*

Nota importante: todos los medicamentos deberán tomarse en una potencia de 200 y en una sola dosis. Repite las indicaciones después de 15 días si se obtienen resultados favorables, de lo contrario, consulta al médico.

Medicamentos

    ᔆᵒ Agita los pies al estar sentado en una silla: *Lycopodium clavatum.*

    ᔆᵒ Confundido, pide una y otra vez que se especifique la forma de tomar los medicamentos: *Lachesis mutus.*

- No puede permanecer de pie mucho tiempo, busca dónde sentarse: *Sulphur*.

- Separa los pies al orinar: *Chimaphila umbellata*.

- Mueve con las manos los objetos que están sobre la mesa constantemente, juega con sus dedos: *Kalium muriaticum*.

- Se sienta reclinándose en la silla, la espalda y la cabeza deben tocar el respaldo de la silla: *Magnesium phosphoricum*.

- Corre en vez de caminar: *Natrium muriaticum*.

- Utiliza dos almohadas debajo de la cabeza: *Natrium muriaticum*.

- Siempre está de prisa: *Natrium phosphoricum*.

- Muy religioso: *Natrium sulphuricum*.

- Muy tímido: *Silicea terra*.

- Saca la lengua constantemente: *Lachesis mutus*.

- Cambia de un tema a otro rápidamente: *Lachesis mutus*.

- Declara que nada le importa: *Arnica montana*.

- Evita a los miembros de la familia: *Sepia officinalis*.

- Se tropieza al caminar: *Agaricus muscarius*.

- Tira las cosas de las manos: *Apis*.

- Se molesta al ser tocado: *Tarentula hispanica*.

- Olvida o pierde su camino en las calles ya conocidas: *Glonoinum*.

- Parpadea constantemente: *Belladonna*.

- Duerme con los brazos sobre la cabeza o sobre el abdomen: *Pulsatilla nigricans*.

- Se tira del cabello: *Belladonna*.

- Se molesta al ser cuestionado: *Nux vomica*.

- Envía al médico de regreso a su casa diciendo que no está enfermo: *Arnica montana*.

Debilidad o agotamiento
¿Qué sabes sobre la debilidad?

La debilidad es agotamiento que puede deberse a muchas causas. Una dieta deficiente, presión arterial baja, anemia, efectos por tomar demasiados medicamentos, después de sufrir diarrea, después de hemorragias abundantes, después de un ejercicio excesivo o después de realizar demasiados quehaceres domésticos sin descanso, angustia y tensión son algunas de las causas importantes de la debilidad. Al norte de la India, los ancianos aconsejan llevar una dieta vegetariana y el consumo de leche para terminar con la debilidad.

A continuación se mencionan algunos medicamentos que pueden vencer la debilidad, pero si ésta persiste, debe consultarse al médico. Toma los medicamentos con una potencia 30 tres veces al día durante siete días.

Primer paso del tratamiento: *ninguno.*

Medicamentos

  ✆ Debilidad por subir escaleras: *Calcarea phosphorica.*
  ✆ Por padecer diarrea: *China officinalis.*
  ✆ Por un ligero movimiento: *Bryonia alba.*
  ✆ Antes del periodo menstrual: *Calcarea carbonica.*
  ✆ Después del periodo menstrual: *China officinalis.*
  ✆ Al sudar: *Bryonia alba.*
  ✆ Al hablar o reír: *Stannum metallicum.*

Diarrea
¿Qué sabes sobre la diarrea?

La diarrea común es un trastorno funcional que se caracteriza por frecuentes evacuaciones líquidas sin presencia de inflamación intestinal. La diarrea consiste en tener movimientos intestinales involuntarios varias veces, cuando no se presenta una digestión adecuada y los alimentos viajan más rápido de lo requerido para que se lleve a cabo la digestión en el canal digestivo. Esto se debe a alguna infección. Incluso si no se administra al paciente ningún medicamento y éste reposa y toma una mayor cantidad de líquidos, la diarrea se cura.

Si la diarrea persiste por varios días, puede ser resultado de una intoxicación por alimentos provocada por alguna infección bacterial o viral a lo largo del tracto digestivo. Muchas veces, la diarrea se debe a una intolerancia a ciertos alimentos como la leche, la crema, el queso, la carne, etcétera. También puede deberse a la ingesta excesiva de medicamentos, de frutas y alimentos en mal estado, a las influencias atmosféricas, a la fatiga, a enfermedades en la piel y a estímulos mentales. Debemos recordar que la diarrea provocada por la indigestión se debe al esfuerzo que realiza el cuerpo por expulsar las sustancias que, de lo contrario, provocarían graves problemas.

Primer paso del tratamiento

- Guarda reposo absoluto en cama. Es mejor si te recuestas por algunas horas.
- Evita los cambios bruscos de temperatura.
- Debes evitar los excesos físicos y la tensión mental.
- Debes tomar mucha agua hervida mezclada con azúcar y una pizca de sal.
- También ayuda la ingesta de electrolitos.

❀ Debes evitar el té, el café, el huevo, la carne, las especias, las frutas y los estimulantes.

❀ Toma dos cucharaditas de *Isabgol* (plantago) mezclado con requesón y azúcar dos veces al día.

❀ En las comidas consume arroz y requesón.

❀ Después de las comidas, toma una cucharadita de anís.

❀ Evita viajar y comer en los hoteles durante el cuadro de diarrea.

❀ Lava tus manos con jabón cuidadosamente después de cada evacuación y sécalas bien. Mantén una toalla aparte para el paciente. Evita evacuar en baños públicos.

Nota: si no se cuida la diarrea y se tienen síntomas de deshidratación, es decir, aletargamiento, orina escasa, ansiedad y vómito, acude al médico de inmediato.

Medicamentos

๖ Diarrea de verano provocada por comer frutas en exceso; movimientos indoloros después de comer por la mañana o por la noche acompañados de debilidad, sed, pérdida del apetito, estreñimiento: *China officinalis* 30, seis dosis al día, de preferencia después de cada evacuación hasta que haya mejoría. Si se presenta una mejoría después de tres o cuatro dosis, deja de tomar el medicamento. Tomar el medicamento dos veces al día siguiente y al tercer día sólo una vez.

๖ Movimientos involuntarios debido a la exposición al frío a la humedad; sensación de escalofrío, aumento de la sensación de sed y de fiebre: *Aconitum napellus* 30, con la misma indicación anterior.

๖ Diarrea infantil, caliente, verdosa, dolorosa durante la dentición; el niño grita y se siente irritable: *Chamomilla*, de la misma manera.

ௐ Debido a comer por la noche, por beber y por comer en exceso: *Nux vomica* 30, con la misma indicación anterior.

ௐ Después de la evacuación se siente ardor, ansiedad, debilidad; evacuación maloliente, sed excesiva, movimientos involuntarios por comer alimentos en mal estado, por consumir pescado, carne, leche o verduras en mal estado, helado o productos ácidos: *Arsenicum álbum* 30, con la misma indicación anterior.

ௐ Diarrea en abundancia y que sale con fuerza después de dormir; evacuaciones con partículas blanquecinas como si fuese sagú hervido: *Podophyllum peltatum* 30, con la misma indicación anterior.

ௐ Evacuaciones fétidas y amarillentas; evacuaciones que salen de inmediato en cuanto se tiene la sensación de evacuar; dolor en la pelvis antes y durante la evacuación; diarrea matinal que despierta al paciente y lo saca de la cama para evacuar, acompañada de flatulencia: *Aloes socotrina* 30, con la misma indicación anterior.

Si conoces la causa de la diarrea, los medicamentos siguientes funcionarán mejor

ௐ Por beber agua contaminada: *Chamomilla* 30.
ௐ Por exposición al frío en temporada de lluvias: *Dulcamara* 30.
ௐ Por beber leche: *Aethusa cynapium* 30.
ௐ Por comer alimentos con grasa: *Pulsatilla nigricans* 30.
ௐ Por exposición al calor en el día y al frío en la noche: *Bryonia alba* 30.
ௐ Por recibir noticias alegres: *Coffea cruda* 30.
ௐ Por recibir malas noticias: *Ignatia amara* 30.
ௐ Diarrea después del parto: *China officinalis* 30.
ௐ Después de consumir muchas frutas: *China officinalis* 30.
ௐ Por comer helado o nieve: *Arsenicum álbum* 30.

Nota: estos medicamentos deberán tomarse de la misma manera y como se indica en los medicamentos que atacan los síntomas.

Distensión estomacal
¿Qué sabes sobre la distensión estomacal?

Uno de los padecimientos comunes hoy en día es la distención estomacal o inflamación abdominal después de comer. Esto puede deberse a un excesiva acumulación de gases o a la retención de líquidos en el estómago o en el abdomen. El cambio en los hábitos de la alimentación puede ser causa de este problema. Los ancianos son más propensos a esto, ya que comen más allá de su capacidad. No reducen su ingesta de alimentos al aumentar su edad. Los jóvenes sufren de esto debido a su consumo de alimentos chatarra, comida rápida y por beber gaseosas en vez de agua.

Los ejecutivos y los funcionarios siempre están atareados, por lo que consumen sus alimentos sin masticar bien. La distensión abdominal también se da en las mujeres que están a punto de tener su periodo menstrual. Los cambios hormonales a veces ocasionan que se retengan líquidos y se provoque la distensión. El estreñimiento, la sensibilidad a ciertos alimentos, especialmente la leche, la ulceración de las paredes intestinales así como las bacterias también causan la distensión del abdomen.

Primer paso del tratamiento

* Mastica bien los alimentos antes de deglutirlos. Nunca comas con prisas. Toma el tiempo suficiente durante las comidas y relájate. Evita ver la televisión mientras comes.
* Evita comer mucha sal, alimentos no vegetales, comida frita, vegetales enlatados o congelados, aderezos, encurtidos y sopas.

✾ Come pequeñas porciones.

✾ Evita beber agua con las comidas. Toma agua media hora antes o después de comer.

✾ Evita el consumo de gaseosas y helados.

✾ Evita los alimentos con un alto contenido de calorías, como las papas.

✾ Si no puedes digerir la leche (te produce flatulencia), no la tomes.

✾ Evita consumir mucho té o café.

✾ Evita fumar o masticar tabaco.

✾ Si sientes demasiada distensión abdominal, toma té que contenga jengibre, canela, anís y pimienta negra, sin leche.

Medicamentos

ᔔ Distensión estomacal como si se tuviera una piedra en el estómago: *Nux vomica* 200, una dosis semanal durante tres semanas.

ᔔ Deseos de aflojarse la ropa después de comer: *Pulsatilla nigricans* 200, una dosis semanal durante dos semanas.

ᔔ El aire del estómago tiende a subir provocando malestar en el pecho: *Carbo vegetabilis* 200, una dosis semanal durante tres semanas.

ᔔ El aire del estómago tiende a bajar: *Lycopodium clavatum* 30, tres dosis al día durante dos días. Toma la última dosis antes de las siete de la noche. Después de 10 días, toma una dosis de *Lycopodium clavatum* 200.

ᔔ El aire se acumula en el estómago y no sube ni baja: *China officinalis* 30, tres veces al día durante dos días. Después de 10 días, toma una dosis de *China officinalis* 200.

Dolor de cuello, espondilosis cervical
¿Qué sabes sobre el dolor de cuello?

La rigidez y el dolor de cuello es un trastorno común en nuestros días. Esta condición abarca dolor muscular en el área que rodea al cuello y a la región cervical, rigidez matinal e inmovilidad de los músculos del cuello. Las razones pueden ser exceso de ejercicio, levantamiento de peso, mala postura al sentarse y al pararse, exposición a las corrientes de aire frío, dormir con una almohada elevada y sobre un colchón suave, el consumo insuficiente de nutrientes, calambres, fatiga, tensión, estrés, ansiedad y depresión. El dolor muscular también puede ser resultado de una lesión en el área del cuello. La espondilosis cervical es una condición que pertenece a un proceso degenerativo provocado por la degeneración de los discos intervertebrales que forman crestas óseas a lo largo de la superficie anterior del canal neural, así como a la formación de osteofitos en las coyunturas neurocentrales de Luscka, que se proyectan hacia atrás dentro del orificio intervertebral. Para un estudio detallado sobre la espondilosis cervical, por favor lee mi libro *Cúrese usted mismo del dolor del cuello.*

Cinco puntos para identificar tus problemas de cuello

* La movilidad es lo primero que nos señala que existe algún problema en el cuello.
* Lo segundo es un dolor en el cuello y en el área colindante.
* Lo tercero es un dolor persistente o rigidez a lo largo de la columna desde la base del cuello.
* Lo cuarto es un dolor penetrante y focalizado en el cuello y que se irradia hacia los hombros, las manos o la espalda.
* Lo quinto es un dolor crónico en el área del cuello.

Primer paso del tratamiento

⚜ Evita las malas posturas al sentarte, pararte, leer, escribir y trabajar en la computadora.
⚜ Evita le tensión mental y las preocupaciones.
⚜ Evita dormir con almohadas muy elevadas.
⚜ Evita la fatiga muscular no conduciendo el auto o la motocicleta a grandes distancias.
⚜ Evita sostener la cabeza en una sola posición durante mucho tiempo, como por ejemplo al ir al cine, conducir un automóvil, etcétera.
⚜ Descansa bien. Descanso significa inmovilización de la parte afectada. Esto sólo se limitará al tiempo en que el cuello presente mejoría. No se requiere de un descanso prolongado.
⚜ Al dormir, retira la almohada de tu cabeza y recuéstate sobre una cama dura.
⚜ Te será de mucha utilidad colocarte una compresa caliente para eliminar el dolor en el cuello. Las almohadillas eléctricas, botellas de agua caliente o una almohadilla hecha con una tela de algodón pueden resultarte útiles.
⚜ Se requiere de un ejercicio regular. Movimientos hacia adelante y hacia atrás, laterales y circulares del cuello resultan benéficos cuando no se presenta dolor de cuello.
⚜ El yoga también es muy útil contra los dolores de cuello y esto debe hacerse bajo la guía de un profesional.
⚜ Un masaje en el cuello con las palmas de las manos lubricadas con aceite de mostaza también ayuda a eliminar el dolor.

Medicamentos

℘ Rigidez en el cuello después del uso prolongado, como al conducir un automóvil, ver una película. El dolor disminuye con los movimientos suaves y aumenta al recostarse: *Rhus toxicodendron* 30, cuatro veces al día durante tres días.

℞ Rigidez y dolor en el cuello al exponerse a corrientes de aire frío; el dolor aumenta al mover el cuello y la sed aumenta conforme aumenta el dolor: *Bryonia alba* 30, cuatro veces al día durante tres días.

℞ Dolor en el cuello provocado por ejercicio, caídas, golpes, por dormir sobre una cama muy dura y con la cabeza sobre una almohada elevada. El dolor aumenta al mover el cuello: *Arnica montana* 30, cuatro veces al día durante tres días.

℞ Dolor repentino en el cuello después de exposición a corrientes de aire frío, el dolor aumenta durante la noche y al mover el cuello, aumentan la ansiedad y la sed: *Aconitum napellus* 30, cuatro veces al día durante dos días, y tres veces al día por un día.

℞ Los dolores no se estacionan en el cuello, sino que pasan a los dedos, las muñecas, las manos, la parte baja de la espalda al sentarse; los dolores aumentan en las corrientes de aire frío: *Kalium bichromicum* 30, cuatro veces al día durante tres días.

℞ Dolor en los grandes músculos del tronco, en las terminaciones nerviosas de la espalda y en las cervicales. Se presenta comúnmente en las mujeres que sufren de afecciones del útero y los ovarios. El dolor surge de repente en forma de choques eléctricos. Los dolores son agudos y con una sensación de rigidez y retracción. El dolor abarca la zona del cuello, pero se estaciona la mayor parte de las veces en el lado izquierdo del cuello. El dolor aumenta durante la noche, al moverse, durante el frío y durante los periodos menstruales: *Cimicifuga racemosa* 30, cuatro veces al día durante tres días. No tomes ningún medicamento durante la menstruación. Consulta con un homeópata.

☞ Cuando los dolores en el cuello pasan de un lado a otro y el paciente sufre de vértigo. Los dolores agudos se presentan principalmente en el lado derecho del cuello, acompañados de entumecimiento. Los dolores se recorren hacia abajo y de manera rápida. Los dolores aumentan con el movimiento, el esfuerzo y al aire libre, al ver hacia abajo y al inclinarse hacia adelante: *Kalmia latifolia* 30, cuatro veces al día durante tres días.

Dolor de espalda
¿Qué sabes sobre el dolor de espalda?

Al dolor de espalda también se le llama *lumbago*. El paciente no señala un punto en particular, pero el dolor se presenta en algún área. El dolor se presenta de acuerdo con la manera en que utilizas tu cuerpo, en la que cargas pesos, en la que manejas tu dieta, en tu sistema digestivo, tu frecuencia de actividad sexual y al método que adoptas para eliminar tu estrés y tus preocupaciones. Es muy común en las clases altas, medias y todos lo experimentamos. En las mujeres puede deberse a las malas posturas al limpiar pisos, así como a los periodos menstruales irregulares. Las razones son muchas, así como los remedios.

Primer paso del tratamiento

❀ Si trabajas en una computadora, cuida que tus rodillas se encuentren flexionadas en un ángulo de 90 grados y que tu espalda baja se apoye en el respaldo de la silla.
❀ Si conduces un automóvil por largos trayectos, cuida que tu espalda se encuentre apoyada.
❀ Si los músculos de tu estómago y abdomen son fuertes, no tendrás muchos problemas de espalda. Para fortalecer

tus músculos abdominales, deberás ejercitar tu abdomen con regularidad.

⚘ Si tienes el hábito de tomar descansos prolongados, será mejor si tomas clases de Yoga para que tengas un primer paso de tratamiento.

⚘ Si masajeas suavemente a ambos lados de la columna con un poco de aceite de mostaza, sentirás una disminución del dolor.

⚘ Si el dolor es repentino y severo y sientes entumecimiento o pérdida de sensación en la espalda, consulta al médico de inmediato.

Medicamentos

℞ Dolor de espalda repentino debido a una exposición a corrientes de aire frío: *Aconitum napellus* 30, cuatro veces al día durante tres días.

℞ Causado por la exposición al frío, al esfuerzo excesivo, aumenta al comenzar a moverse y disminuye con el movimiento continuo; aumenta con el reposo: *Rhus toxicodendron* 200, dos veces al día durante tres días.

℞ Con rigidez, aumenta con el movimiento y con el frío; disminuye al permanecer inmóvil: *Bryonia alba* 200, con la misma indicación anterior. Causado por una lesión: *Arnica montana* 200, como lo anterior.

℞ Si la lesión es en las terminaciones nerviosas: *Hypericum perforatum* 30, tres veces al día durante tres días.

℞ Dolor punzante; debilidad y sudoración; dolor que aumenta entre las tres y cuatro de la mañana: *Kalium carbonicum* 200, una sola dosis. Esperar tres días.

℞ Dolor de espalda en las personas obesas que aumenta al bañarse y al exponerse al frío: *Calcarea carbonica* 200, dos veces al día durante tres días.

෯ Dolor en la parte baja de la espalda que disminuye al dormir y reposar; deseo por estar al aire libre y en el frío: *Pulsatilla nigricans* 200, como lo anterior.

෯ Dolor de espalda que disminuye al eructar; sensación de escalofrío: *Sepia officinalis* 30, cuatro veces al día durante tres días.

෯ Personas friolentas y estreñidas; dolor que aumenta con el frío, con el movimiento, al dar vueltas en la cama; tiene que sentarse sobre la cama y girarse sobre la cama: *Nux vomica* 200, dos veces al día durante tres días.

෯ Dolor en la parte baja de la espalda debido a estreñimiento y hemorroides que disminuye sólo al estar de pie: *Aesculus hippocastanum* 200, con la misma indicación anterior.

෯ Dolor de espalda que aumenta en lugares fríos y húmedos y al reclinarse durante largas horas: *Dulcamara* 200, con la misma indicación anterior.

෯ Dolor en la parte baja de la espalda y en el cóccix, no puede caminar erguido; dolor que disminuye en la humedad y en el frío, pero aumenta en las noches; ardor en las plantas de los pies: *Sulphur* 200, una dosis por la mañana durante tres días.

෯ Dolores en la espalda, en el cuello, lumbago, región sacra, por debajo de los muslos, rigidez y contracción, columna sensible al dolor en la clavícula y hombro derecho: *Cimifuga racemosa* 200, dos veces al día durante tres días.

෯ Dolor que aumenta al sentarse, disminuye con el movimiento; comezón y sensación de congelamiento en los pies y dedos de los pies: *Chelidonium majus* 200, dos veces al día durante tres días.

෯ Dolor en la parte baja de la espalda y se estaciona en la parte superior del muslo y del glúteo. El paciente cojea y al final el dolor es tan severo que él o ella es incapaz de caminar o de pararse; el dolor disminuye al ejercer presión: *Colocynthia* 200, dos veces al día durante tres días.

ⅆ Dolor que se presenta principalmente en clima lluvioso: *Rhododendron chrysanthum* 200, igual que lo anterior.

ⅆ Dolor de espalda después de una excesiva actividad sexual; aumenta por las mañanas antes de levantarse: *Staphysagria* 200, igual que lo anterior.

ⅆ Dolor violento en la parte superior de la espalda y que desciende después hacia la parte baja de la espalda: *Kalmia latifolia* 200, con la misma indicación anterior.

Dolor de muelas
¿Qué sabes sobre el dolor de muelas?

Dolor de muelas es dolor en los dientes como resultado de caries, absceso o inflamación en el interior del diente o de las encías. La mayor parte del tiempo las personas optan por someterse a un tratamiento dental; sin embargo, existen muchos tratamientos caseros y aplicaciones homeopáticas para calmar el dolor. La caries es resultado de la acumulación de placa, una película de residuos de alimento, saliva o incluso bacterias. Esta placa absorbe almidón y azúcar de las partículas de alimento y produce ácido que puede destruir el esmalte (la superficie protectora del diente). Si se toma la precaución de limpiarse los dientes cepillándolos después de cada comida o después de comer dulces o almidón, se reducirá el riesgo de sufrir dolor de muelas. Si el ácido no es removido y permanece en el diente, éste penetrará y formará una cavidad permitiendo que las bacterias penetren la pulpa del diente. Los abscesos dolorosos no podrán ser descartados.

Primer paso del tratamiento

※ Limpia tus dientes dos veces al día, temprano por la mañana y antes de acostarte.

※ Después de cada comida, enjuaga tu boca con agua por lo menos 10 veces.

※ No bebas agua fría inmediatamente después de tomar algo caliente.

※ No tomes bebidas demasiado caliente o demasiado frías.

※ Utiliza un palillo suave después de cada comida y enjuaga tu boca después de limpiarla.

※ Evita comer encurtidos si tienes dolor de muelas. Los encurtidos son ácidos y podrían debilitar el esmalte.

※ El calcio, la vitamina C y D son necesarios para una salud dental. Come de vez en cuando limón, zanahoria, rábano, *Amla*, cacahuates, mantequilla, leche, miel, requesón, naranja, plátano, coco y mango, pero con moderación.

※ No tomes *Gutkha*, no mastiques tabaco ni fumes.

※ Bebe té al menos dos veces al día, éste contiene fluoruro que combate las caries.

※ No consumas muchos carbohidratos como harina (maida) y azúcar en gran cantidad, ya que esto producirá una mayor formación de placa y elevará el nivel de acidez en la boca.

※ Visita a tu dentista por lo menos una o dos veces al año.

Medicamentos

Aplicación externa

- Si hay dolor de muelas, se puede aplicar *Plantago major-Q* o *Echinea angustifolia-Q* con la ayuda de un cotonete. Esto reducirá el dolor.
- Frota unas gotas de aceite de clavo sobre las encías por arriba o debajo del diente dolorido las veces que sean necesarias hasta que el dolor disminuya.

Interna

- Cuando al sostener un buche de agua fría en la boca disminuye el dolor; el dolor aumenta en la noche; mayor sensación de sed y mayor salivación en la boca: *Mercurius solubilis* 30, tres veces al día antes del anochecer durante tres días.
- El dolor de muelas disminuye al sostener un buche de agua fría en la boca: *Coffea cruda* 30, de la misma manera que antes.
- Cuando el beber agua fría o té caliente aumenta el dolor de muelas, administra *Mercurius solubilis* 30, dos veces al día y *Sulphur* 30, una dosis por la mañana durante cinco días.
- Bajo las mismas circunstancias, si lo anterior no da resultado después de tres días, administra *Mercurius solubilis* 30, dos veces al día y *Aurum metallicum* dos veces al día de forma alterna durante tres días.
- El dolor se extiende a los oídos y se tiene la sensación de que los dientes se alargan: *Plantago major* 30, de la misma manera que antes.
- El dolor aumenta al ejercer presión y la caries se focaliza en las raíces; la masticación produce dolor y los

dientes son sensibles al tacto y al agua fría; el dolor se extiende también a los ojos: *Staphysagria* 30, de la misma manera que antes.

🍾 El dolor pasa de un diente a otro acompañado de inflamación del rostro; el dolor disminuye con las bebidas calientes y tibias: *Kreosotum* 30, de la misma manera que antes.

🍾 El agua tibia aumenta el dolor; el dolor se irradia a los oídos y al rostro: *Chamomilla* 30, de la misma manera que antes.

🍾 Inflamación del diente con caries que aumenta por las noches, con la aplicación de frío o calor: *Mercurius solubilis* 30, tres veces al día, tomarlo antes del anochecer.

🍾 El dolor en el diente cavernoso aumenta al comer, beber agua fría y durante las noches: *Antimonium crudum* 30, tres veces al día durante tres días.

🍾 El dolor empeora al comer algo dulce: *Natrium carbonicum* 30, de la misma manera que antes.

🍾 El dolor empeora al perder fluidos vitales del cuerpo: *China officinalis* 30, de la misma manera que antes.

🍾 Dolor provocado por la piorrea y la inflamación de encías: *Carbo vegetabilis* 30, de la misma manera que antes.

🍾 Dolor después de la extracción dental: *Arnica montana*, de la misma manera que antes.

🍾 Dolor palpitante en toda la boca, boca seca e inflamación de encías: *Belladonna* 30, cuatro veces al día durante tres días.

🍾 Dolor al menor contacto del diente; dientes que sangran con facilidad; aumenta al exponerse a las corrientes de aire frío: *Hepar sulphur* 30, tres veces al día durante tres días.

Dolores abdominales
¿Qué sabes sobre los dolores abdominales?

El dolor abdominal está relacionado con el sistema digestivo y muchas son las razones, incluyendo alguna infección, úlceras, apendicitis, estreñimiento, cálculos biliares, etc. Las causas distintas a la digestión pueden ser: infección del tracto urinario, problemas con los riñones, distensión de los músculos o hernia. Si el dolor es persistente, prolongado, recurrente y está acompañado de fiebre, diarrea, vómito y problemas urinarios, es mejor consultar con un homeópata. Si el dolor es de tipo digestivo, se pueden probar los siguientes medicamentos.

En el caso de dolor por problemas digestivos, es mejor consumir una dieta ligera alta en fibra y evitar alimentos con un alto contenido de grasa y condimentos. Toma medidas para evitar el estreñimiento. Bebe mucha agua y un vaso de leche al acostarte. Intenta estar tranquilo y libre de estrés.

Primer paso del tratamiento

❀ Unta un poco de aceite de mostaza sobre la palma de tus manos, masajea el abdomen en forma circular con movimientos suaves hasta que el paciente sienta alivio.

❀ Se puede aplicar una compresa caliente pasando una botella de agua caliente sobre el área dolorida.

❀ Vierte dos gotas de *Belladonna* 200, en media taza de agua y adminístrala al paciente cada cinco minutos hasta que el dolor desaparezca.

Nota: toma los medicamentos tres veces al día durante tres días, siempre y cuando no se indique lo contrario. Toma la potencia 30, siempre y cuando no se indique otra cosa.

Medicamentos

Dolores quemantes con aplicaciones calientes; problemas digestivos después de consumir alimentos en mal estado; consumir alimentos no vegetales, alcohol, masticar tabaco. Dolores y ansiedad; poca sed; sensación de escalofrío: *Arsenic álbum* durante cinco días.

Dolor en ayuna: *Anacardium occidentale*.

Dolor después de comer: *Abies nigra*.

Dolor con estreñimiento; pequeñas evacuaciones a la vez; distensión después de dos horas de comer: *Nux vomica* durante cinco días.

Dolor violento que disminuye al ejercer presión e inclinarse: *Colocynthis*.

Dolor opresivo que aumenta al moverse y en especial antes de los periodos menstruales: *Kali carbonica* sólo por un día.

El dolor aumenta después de consumir alimentos abundantes y ricos en grasa; flatulencia: *Pulsatilla nigricans* durante cinco días.

Dolor abdominal que se irradia a otras partes del cuerpo y un constante estreñimiento: *Plumbum metallicum*.

El dolor se presenta en la parte superior del abdomen. Las heces son duras: *Graphites*.

El dolor aumenta en la parte anterior del abdomen. La lengua aparece limpia, pero se presenta vómito o náusea: *Ipecacuanha*.

Dolor que pasa del abdomen hacia las partes distantes, como los dedos de las manos y de los pies. El dolor disminuye al estirarse hacia atrás: *Dioscorea*.

Dolor después de cirugía en el abdomen: *Staphysagria* durante cinco días.

Dolor después de comer y beber alcohol en exceso y debido a hábitos sedentarios: *Nux vomica* durante cinco días.

℘ Dolor con acidez y agruras. Se siente el deseo de recibir aire fresco y ventilación: *Carbo vegetabillis* durante cinco días.

℘ Si el dolor es provocado por lombrices, el paciente se pica la nariz, rechina los dientes durante el sueño, siente comezón en la cavidad anal y produce mayor salivación: *Cina* durante seis días.

℘ Dolor en las mujeres embarazadas que aumenta después de un disgusto: *Chamomilla*.

Efectos posquirúrgicos
¿Qué sabes sobre los efectos posquirúrgicos?

Una simple cortadura en la piel al rasurarse o al cortar verduras produce efectos si la lesión no se cuida. Si alguien se somete a una operación quirúrgica que implica una cortadura en la piel, existe la propensión a sufrir efectos secundarios para los cuales se administran antibióticos para sanar las heridas. Si la operación la realiza un médico convencional, no se deben rechazar los medicamentos prescritos por el cirujano si el objetivo es sanar.

La Homeopatía cuenta con beneficios adicionales para curar los efectos secundarios de las cirugías en periodos más cortos (remoción de la vesícula biliar o del útero, cálculos renales, hernias, apéndice o incluso en cirugías complicadas del corazón).

Primer paso del tratamiento: *ninguno.*

Medicamentos

℘ *Rhus toxicodendron* 30, es un medicamento general para todos los efectos secundarios de una cirugía, cuatro píldoras tres veces al día durante 10 días después de la cirugía.

- Para restablecer los tejidos nerviosos dañados: *Hypericum perforatum* 30, en la misma forma que la anterior.
- Cuando se encuentra implicado un daño a los nervios y músculos intercostales durante la cirugía: *Cimicifuga racemosa* 30, en la misma forma que la anterior.
- Cuando existe daño a los nervios de las extremidades durante la cirugía: *Hypericum perforatum* 30, en la misma forma que la anterior.
- Cuando el daño de los nervios se focaliza en la parte izquierda del cuerpo: *Spigelia anthelma* 30, en la misma forma que la anterior.
- Dolor en las terminaciones nerviosas en fracturas y muñones: *Symphytum officinale* 30, en la misma forma que la anterior.

Enfermedad de la próstata

¿Qué sabes sobre la enfermedad de la próstata?

La glándula prostática es característica de los hombres. Las mujeres no la tienen. Se localiza justo por debajo de la vejiga y tiene el tamaño de una nuez. La función de la glándula es secretar un fluido que permite que el esperma viaje y alcance el útero de la mujer al momento de la eyaculación. Las enfermedades o problemas surgen cuando la glándula se inflama o alarga, entonces se obstruye el pasaje de la orina (uretra) complicando así la micción (acto de orinar). Esta glándula es por lo general el punto donde se focaliza el cáncer en los hombres de edad avanzada.

Los problemas comienzan por lo general después de los 50 años, cuando la próstata comienza a alargarse. Este condición no requiere de ningún tratamiento a menos que exista obstrucción en el flujo de la orina. Esto puede resultar en la urgencia frecuente de orinar, el paciente intenta orinar pero el flujo es muy lento y por goteo. La orina pasa en pequeñas cantidades y toma mucho tiempo hacerlo. A la inflamación de la glándula prostática se le llama *prostatitis* y puede ocurrir debido al exceso de la actividad sexual, por la transmisión de infecciones o al hacer algún tipo de ejercicio cuando la vejiga se encuentra llena.

En la prostatitis puede presentarse dolor de espalda, dolor abdominal, fiebre y dolor al orinar. En caso de padecer cáncer de la glándula prostática, no se presentan síntomas y sólo exámenes periódicos de sangre después de los 40 años podrían detectarlo. De acuerdo con algunos profesionales de la Medicina, puede existir cierto malestar durante el acto sexual, acompañado de algunos dolores en el área del escroto.

Primer paso del tratamiento

* Si tienes dificultades para orinar, de acuerdo con los síntomas anteriores, consulta con un médico.
* Consume muchas verduras con hojas y alimentos sencillos que contengan fibra, de modo que evites el estreñimiento.
* Bebe dos vasos de agua por la mañana en ayunas.
* No retengas la orina por periodos extensos cuando tengas deseos de orinar. Hazlo de inmediato.
* No realices ningún tipo de ejercicio cuando tu vejiga se encuentre llena y sientas deseos de orinar.
* Antes de tomar un baño y después de comer, orina. Conviértelo en un hábito.
* Evita el sexo sin protección.
* Evita fumar y el beber demasiado.

Medicamentos

☞ Inflamación y alargamiento de la glándula prostática, toma *Sabal serrulata-Q*, de 10 a 15 gotas en media taza de agua, tres veces al día durante 15 días y repórtalo al homeópata. Es un remedio esencial que se puede continuar por más tiempo hasta que el homeópata lo indique.

☞ Cuando la orina se detenga y vuelva a fluir; el paciente puede orinar sólo de pie y él o ella es de edad avanzada, administra *Conium maculatum* 30, tres veces al día durante siete días.

☞ Cuando el paciente excede el acto sexual, siente deseos de orinar, pero la orina fluye en pequeña cantidad, administra *Staphysagria* 200, una dosis diaria a la hora de acostarse durante cuatro días.

☞ Cuando el paciente es de edad avanzada y tiene una conducta infantil, él o ella sienten pena al mencionar los síntomas, administra *Baryta carbonica* 200, en la misma forma que la anterior.

☞ En los ancianos, al sentir dolor al orinar, micción frecuente por las noches con una sensación de opresión en el recto o, en ocasiones, también se presenta retención de orina, administra *Ferrum picricum* 30, cuatro veces al día durante siete días.

☞ Cuando la urgencia por orinar aumenta; se siente mayor presión al orinar; se esfuerza mucho por orinar, pero se orina en pequeña cantidad, administra *Thuja occidentalis* 30, tres veces al día durante siete días.

Enfermedad de la vesícula biliar
¿Qué sabes sobre la vesícula biliar?

Biliar se refiere a la bilis y la vesícula biliar es un órgano que se encuentra unido al hígado y que almacena la bilis. Es un órgano importante de nuestro canal alimenticio que sirve de apoyo en el proceso de la digestión. La bilis es un jugo digestivo concentrado que es producido por el hígado y almacenado en la vesícula biliar. La vesícula biliar se estimula siempre que las grasas ingresan al estómago o al duodeno, momento en el cual la bilis se libera de la vesícula biliar y ésta descompone las grasas para facilitar la digestión. Si la estimulación de la vesícula biliar disminuye por consumir alimentos blandos o escasos, la bilis se estanca en la vesícula y si esto sucede con frecuencia, existe mayor probabilidad de que se formen cálculos formados por la bilis estancada.

La enfermedad principal de la vesícula biliar es el desarrollo de cálculos en ésta. Pueden desarrollarse cálculos que miden hasta dos centímetros o se pueden formar varios cálculos. Muchos de éstos que son pequeños se desarrollan e incluso se extraen sin que la persona lo perciba. El dolor surge cuando intentan obstruir el conducto o cuando son demasiado grandes causando fricción en el interior de las paredes de la vesícula biliar.

Primer paso del tratamiento

- ✿ Consume menos alimentos no vegetales (menos proteína animal).
- ✿ Elimina tu consumo de dulces y azúcares.
- ✿ Elimina los almidones, las grasas y las sales de calcio.
- ✿ Limita tu consumo de leche entera, queso, mantequilla, productos con alto contenido de grasas, pasteles, galletas y huevo.

❀ Toma tus alimentos a tiempo y no te retrases por más de media hora.

❀ Come abundantes verduras y frutas como uvas, papaya, manzana, coco, mango.

❀ Evita los vegetales con hojas y los tomates.

❀ Bebe menos té y evita el café.

Medicamentos

☞ Disolución o expulsión de cálculos: *Chelidonium majus-Q*, 10 gotas en media taza de agua fresca, tres veces al día durante 10 días. Después de 15 días, consulta con un médico profesional, cuya guía es esencial en el caso de cálculos biliares.

☞ Cólico: toma *Calcarea carbonica* 30, tres dosis con un intervalo de 10 minutos cada una. Si el dolor persiste, consulta con el médico.

☞ Para prevenir la recurrencia en la formación de los cálculos: *China officinalis* 200, una dosis al mes.

Nota: para el tratamiento de esta enfermedad es mejor consultar a un homeópata que automedicarse.

Enfermedades direccionales y diagonales
¿Qué sabes sobre los síntomas diagonales?

Al igual que las aversiones y los deseos, los síntomas diagonales y direccionales de la enfermedad ayudan a elegir los medicamentos apropiados. Éstos son síntomas muy peculiares y, en la mayoría de los casos, resultan de mucha utilidad. No es necesario que busques otros síntomas de la enfermedad y sólo se deberá tomar una dosis del medicamento a una potencia de 200. Repite después de siete días en caso de haber mejoría. Espera otros tres días y después consulta con el médico.

Primer paso del tratamiento: *ninguno*.

Medicamentos

Dolores diagonales y direccionales

෮ Dolor en la parte superior del brazo izquierdo y en la parte inferior de la pierna derecha: *Agaricus muscarius*.
෮ Órgano superior derecho y órgano inferior izquierdo: *Ambra grisea*.
෮ Dolor que viaja hacia abajo, digamos que del hombro hacia la mano o del muslo hacia la pierna: *Kalmia latifolia*.
෮ Dolor que viaja hacia arriba, digamos que de la mano hacia el hombro o del pie hacia la pierna o el muslo: *Ledum palustre*.
෮ Dolor que cambia del lado izquierdo al derecho: *Lachesis mutus*.
෮ Dolor que cambia del lado derecho al izquierdo: *Belladonna*.
෮ Síntomas que cambian de lado con frecuencia: *Lacaninum*.

Entumecimiento
¿Qué sabes sobre el entumecimiento?

La sensación, en cualquier parte del cuerpo, de no sentir nada, se llama entumecimiento. En términos generales se conoce como adormecimiento de las extremidades y se experimenta al sentarse en una sola postura durante mucho tiempo. El entumecimiento se debe a una lenta circulación de la sangre, a las tensiones, a la indigestión, estreñimiento y afecciones cardiacas.

Primer paso del tratamiento

※ Sacude la extremidad que se entumeció y, si esto no funciona, aplica un masaje suave.

※ Toma una taza de té sin leche mezclada con cuatro a seis gotas de jugo de limón.

※ Toma una taza de leche sin azúcar mezclada con dos cucharaditas de *Isagbol*.

※ Si has comenzado a hacer ejercicio y a correr últimamente y sufres entumecimiento como consecuencia, interrumpe el ejercicio y reanúdalo cuando el médico te lo indique.

※ Si sientes entumecimiento en la cabeza, consulta con un médico.

Medicamentos

℞ Pies, dedos de los pies y plantas de los pies; tambaleo, no puede recoger objetos pequeños, adormecimiento de las extremidades: *Alumina* 200, una dosis en la noche durante tres días.

℞ Entumecimiento de la cabeza, acompañado de dolor: *Asafoetida* 30, tres veces al día durante tres días.

℞ Entumecimiento de la espalda y las extremidades; inflamación de la yema del dedo pulgar: *Oxalicum acidum* 30, tres veces al día durante tres días.

℞ Sensación de estar muerto, partes del cuerpo frías y de color azul: *Agaricus muscarius* 30, tres veces al día durante tres días.

꙰ Manos y dedos entumecidos por la mañana y durante la noche, aumenta con el calor y durante el sueño: *Lachesis mutus* 200, una dosis semanal durante dos semanas.

꙰ Entumecimiento del antebrazo durante la noche: *Argentum nitricum* 200, una dosis por la noche durante tres noches.

꙰ Las extremidades se adormecen ante una ligera presión, al recostarse, circulación lenta: *Ambra grisea* 30, tres veces al día durante tres días.

꙰ Entumecimiento de cualquier parte del cuerpo, pero acompañado de dolor: *Chamomilla* 30, tres veces al día durante tres días.

Espondilosis cervical
¿Qué sabes sobre la espondilosis cervical?

La espondilosis cervical es una condición que se relaciona con la degeneración de los discos intervertebrales. El dolor de cuello es resultado de la espondilosis cervical debido a una vida muy atareada, a una rutina mecánica, a la falta de ejercicio, a malas posturas al sentarse y al dormir, a las tensiones y a las lesiones. El dolor de cuello no tiene una razón específica.

Nota: favor de consultar "Dolor de cuello" en este libro.

Estreñimiento
¿Qué sabes sobre el estreñimiento?

El estreñimiento es el trastorno de las personas inactivas que no se ocupan de hacer ejercicio y que tienen trabajos sedentarios.

Al no evacuar o haber poca frecuencia de movimiento del intestino, sientes como si algo se hubiera quedado en el abdomen o que no se encuentra despejado; a eso se le llama *estreñimiento*. Este trastorno crece día con día debido a que las personas se entregan a la comida rápida. Con el estreñimiento te sentirás inquieto, incómodo y tendrás gases con frecuencia. Si el estreñimiento se pasa por alto, esta condición puede provocar hemorroides, lo que significa que existe una enfermedad intestinal subyacente. También puede provocar jaquecas, fatiga y mal aliento.

Primer paso del tratamiento

※ Cambia tu estilo de vida en el comer y beber agua.

※ Consume muchos vegetales y verduras verdes con un alto contenido de fibra.

※ Evita acudir a los restaurantes, consumir comida rápida o chatarra, frita o alimentos pesados.

※ Bebe un vaso de jugo de manzana diariamente si te es posible.

※ Comienza a caminar por las mañanas o las tardes junto con una rutina de ejercicio.

※ Bebe al menos dos vasos de agua al levantarte por la mañana. Bebe un vaso de leche cada noche al acostarte.

※ Aumenta tu ingesta de agua al día.

Medicamentos

℞ Vida sedentaria; estreñimiento; evacuaciones constantes durante el día: *Nux vomica* 200, dos veces al día durante tres días.

℞ Heces duras; resequedad, deseo de alimentos secos: *Alumina* 200 (funciona mejor en ancianos y niños), de la misma manera que la anterior.

℞ Heces duras, secas, calientes, demasiado grandes, estreñimiento, sed a grandes intervalos: *Bryonia alba* 200, de la misma manera que la anterior.

℞ El paciente se siente mejor y normal cuando está estriñido; pacientes obesos, flácidos y friolentos: *Calcarea carbonica* 30, tres veces al día durante siete días.

℞ Estreñido, pero puede evacuar sólo cuando se encuentra de pie: *Causticum* 200, una dosis semanal durante tres semanas.

℞ Estreñimiento crónico de las personas mayores con sensación de vacío en el estómago; lengua flácida y blanquecina: *Hydrastis canadensis Q*. Tomar 8 gotas en media taza de agua, dos veces al día durante siete días.

℞ En los pacientes friolentos, las heces se regresan en el recto cuando ya han sido parcialmente expelidas: *Silicea terra* 200, una dosis semanal durante tres semanas.

Fiebre simple
¿Qué sabes sobre la fiebre simple?

Cuando la temperatura del cuerpo se encuentra por arriba de los 37 grados centígrados o 98.4 grados Fahrenheit, se establece una condición febril. En otras palabras, la fiebre es la temperatura del cuerpo anormalmente elevada. No hay de qué preocuparse, ya que es una señal de que alguna infección ha entrado al cuerpo y que el sistema inmune la está combatiendo. La fiebre es el resultado de este combate.

Es el ataque febril más apacible y por lo general desaparece entre 12 y 36 horas. Comienza principalmente por la tarde o la noche con escalofríos intermitentes, así como bochornos seguidos de calor y resequedad de la piel. El pulso se acelera; resequedad de la piel; lengua seca; sed; orina escasa y oscura; ansiedad; respiración acelerada. Puede presentarse dolor en el cuerpo, jaqueca; irregularidad intestinal y pérdida del apetito. Esto se debe a una exposición al clima húmedo o frío, al cambio repentino de temperatura, a una dieta pobre o escasa, a la fatiga, al dolor de garganta, a lesiones internas o externas, así como a infecciones virales, etcétera.

Primer paso del tratamiento

- Si la fiebre se eleva a más de 38 grados Celsius, aplica compresas frías y mojadas sobre la frente, por detrás del cuello, sobre las sienes y las muñecas de las manos.
- Cambia la compresa en cuanto se calienten hasta que la temperatura haya disminuido.
- No se aconseja dar un baño o aplicar agua fría al cuerpo ya que una caída repentina de la temperatura podría provocar escalofrío, lo que no es benéfico en una condición febril ni para la salud.
- Si es época de verano, enciende el ventilador o el clima y viste al paciente con ropas ligeras.
- Da al paciente muchos líquidos de tal modo que éste orine en gran cantidad y transpire. Además de agua, se le puede dar a beber jugo de limón o naranja (mausami).
- Si el paciente tiene deseos de tomar algo caliente, dale té con hojas de "Tulsi".
- Un reposo total es lo mejor para combatir las infecciones febriles.
- No debemos dudar en administrar medicamentos alópatas, como Crocin o Nimulid si la fiebre ha aumentado a más de 39 grados Celsius y no ha podido ser controlada con compresas frías. Estos medicamentos actuarán como agentes para bajar la temperatura y no entorpecerán el camino de la curación de los remedios homeopáticos.

Necesitarás ayuda médica si:

1. La fiebre es superior a 39.5 grados Celsius.
2. La fiebre no disminuye aun con la aplicación de compresas frías.
3. La fiebre está acompañada por jaqueca severa o severos ataques de vómito.
4. Con la fiebre existe rigidez del cuello, se presenta erupción en la piel, severo dolor abdominal, problemas al orinar o una total confusión.
5. Se trata de un niño de dos a seis meses de edad con una fiebre de 38 grados Celsius, o más.
6. Se trata de un bebé de entre seis meses y 1 año y medio de edad, con una fiebre de 39 grados y más.

Medicamentos

℞ Si la fiebre se debe a una exposición a corrientes de aire frío y se presenta sed, sudoración y miedo: *Aconitum napellus* 30, una dosis cada dos horas y media para un total de cinco veces al día. Al segundo día, administrarlo cuatro veces al día y, a partir del tercer día, reducirlo a tres veces al día. Administrar el medicamento en un total de seis días.

℞ Rostro frío, manos calientes, escalofrío, dolor abdominal: *Cina marítima* 30, cuatro veces el primer día y después tres veces al día durante los siguientes cinco días.

℞ Fiebre con tos, dolor de huesos, sed durante los escalofríos; la tos comienza junto con los escalofríos; inquietud y diarrea pueden estar acompañados por fiebre: *Rhus toxicodendron* 30, de la misma manera que la anterior.

℞ Fiebre alta con anginas inflamadas, calor sofocante, enrojecimiento facial, jaqueca, pies fríos, no se presenta sed con la fiebre: *Belladonna* 30, cinco veces al día el primer día y al segundo día cuatro veces al día y los siguientes tres días, será tres veces al día.

℞ Fiebre con influenza; inquietud; bebe poca agua a la vez, pero con sed frecuente: *Arsenicum álbum* 30, cuatro veces al día el primer día y tres veces al día durante los siguientes cinco días.

℞ Fiebre con estreñimiento, escalofrío; desea cubrirse durante la primera etapa de la fiebre; escalofrío al descubrirse, pero no permite que lo cubran; la fiebre inicia principalmente por la mañana: *Nux vomica* 30, de la misma manera que la anterior.

℞ Primera etapa de fiebre catarral e inflamatoria; jaqueca que disminuye con la aplicación de frío; escalofrío diario a las 13:00 horas: *Ferrum phosphoricum* 30, cuatro veces al día el primer día y tres veces al día los siguientes cinco días.

Nota: no administres medicamentos si la fiebre es superior a los 37 grados Celsius. El mejor momento para administrar el medicamento es cuando la fiebre tiende a disminuir.

Flatulencia
¿Qué sabes sobre la flaulencia?

La flatulencia es "gas", en su definición más simple. La acumulación local de gas dentro del abdomen se conoce como *flatulencia*. El gas se mueve por doquier y puede ser expelido por debajo (flato), por arriba o puede permanecer en el centro del abdomen, distendiéndolo.

Es el trastorno más común del día tener flatulencias o aire en el tracto digestivo. En la mayoría de los casos, es resultado del estreñimiento y de la indigestión; sin embargo, no podemos descartar la posibilidad de sufrir del síndrome del intestino irritable, cálculos biliares y úlcera péptica. El gas se acumula en el abdomen, el cual se inflama. Este malestar disminuye cuando el aire es expelido ya sea por la boca o por el ano. Es muy vergonzoso y molesto que el gas salga ruidosamente en presencia de otros o cuando tenemos que producir ruidosos eructos.

Primer paso del tratamiento

❀ La mejor manera de tratar el gas es cambiar tu estilo de vida y de alimentación. El ajustar la dieta eliminará el problema.

❀ Revisa muy bien tu menú y averigua cuánta grasa y productos indigeribles contiene. Se debe evitar comer en exceso alimentos grasos y fritos, así como la comida rápida. El gas se produce cuando la comida no se digiere y se fermenta.

❀ Las personas propensas a padecer flatulencias deben evitar comer frijoles, calabaza, cebolla, bebidas gaseosas, alimentos crudos, frutas no maduras, alimentos que contengan almidón y proteína.

❀ No tomes antibióticos sin consultar con el médico. Los antibióticos cambian el metabolismo y el microorganismo de los intestinos.

❀ Cena de manera ligera por las noches y sal a caminar.

❀ Levántate temprano por las mañanas y lleva una rutina regular de ejercicio.

Medicamentos

Sólo se recomiendan los tres primeros remedios:

⅒ Si el aire se acumula en la parte superior del abdomen, provocando dolor en el pecho y dificultad para respirar, eructos, pesadez, sensación de hartura e insomnio, así como un abdomen muy distendido que disminuye al expeler el aire: *Carbo vegetabilis* 30, cuatro veces al día durante dos días. Reduce la dosis a tres veces al día del tercero al sexto día.

⅒ Gas con ligero dolor abdominal; pesadez en el estómago después de comer; bebe una mayor cantidad de té y, por lo tanto, sufre los efectos del té; el eructo no libera el gas; el hipo y el gas no se expele por la boca en forma de eructos ni en forma de flatulencia por el ano: *China officinalis* 30, de la misma manera que la anterior.

⅒ Gas que se produce por alimentos fermentados, calabaza o frijoles; hambre excesiva; la comida sabe agria; al comer un poco se produce la sensación de hartazgo; eructos quemantes suben por la garganta; el abdomen se inflama: *Lycopodium* 30, tres veces al día, sólo por tres días.

Nota: consulte con un homeópata después de una semana de tomar los anteriores medicamentos en caso de no presentar mejoría.

Forúnculos
¿Qué sabes sobre los forúnculos?

Los forúnculos en la piel son erupciones dolorosas, de color rojo profundo, blandas y con supuración. Son protuberancias que contienen también pus. La causa es una condición bacterial y alterada de la sangre como resultado de una inadecuada alimentación y ansiedad. Si son recurrentes, esto puede deberse a una debilidad del sistema inmune. Surgen en la piel alrededor del folículo capilar. El sitio más común de los forúnculos son el rostro, el cuello, las axilas y las ingles. El forúnculo es visible sobre la piel y, si se presenta por debajo de la piel, pero muestra una ligera inflamación, se llama *absceso*. Los forúnculos y los abscesos generalmente llegan a un punto crítico, contienen un saco de pus que se expele y desaparece.

Primer paso del tratamiento

❦ La erupción de forúnculos una vez al año o durante el cambio de una estación a otra es un proceso del sistema inmune. No te apaniques y tómalo con calma.

❦ Si observas que se presenta una supuración, ten a la mano una mascarilla de preferencia de aceite de mostaza. La mascarilla debe mantenerse caliente y debe renovarse hasta que la supuración casi haya desparecido. La mascarilla también puede ser de cebolla caliente, aceite de mostaza y "Haldi".

❦ No oprimas el forúnculo tú mismo, ya que se podría esparcir la infección.

❦ Toma un pedazo de ajo diario por la mañana.

Medicamentos

℞ El primer remedio contra los forúnculos cuando aparecen y son de color rojo: *Belladonna,* tres veces al día durante cuatro días.

℞ Al inicio de la supuración, cuando la pus se está desarrollando: *Hepar sulphur,* tres dosis al día por un día. Esto detendrá la supuración. Si se administra una dosis de *Hepar sulphur* 200, contendrá la supuración.

⚘ Si el forúnculo no se cura, aunque la supuración haya tenido lugar y el forúnculo no ha madurado, administra *Silicea terra,* tres veces al día durante dos días.

⚘ Forúnculos de color rojo profundo, brillantes y calientes acompañados de fiebre: *Aconitum napellus,* tres veces al día durante tres días.

⚘ Forúnculos muy pequeños esparcidos por el cuerpo (forúnculos de verano): *Arnica montana* 200.

⚘ Si el forúnculo está abierto y lleno de pus, para absorber esta pus, administra *Mercurius solubilis* 200, una dosis cada tercer día por la mañana para un total de tres días. Asimismo administra *Gunpowder* 3x, cuatro veces al día durante 12 días.

Hemorroides
¿Qué sabes sobre las hemorroides?

Las hemorroides son pequeños tumoraciones que se localizan fuera o dentro de la cavidad del intestino bajo con o sin sangrado. El número de dichas tumoraciones también varía. Puede tratarse de una sola inflamación intensamente dolorosa o de varias tumoraciones en forma de racimos de uva. Estas inflamaciones son dolorosas, provocan comezón, punzantes, repentinas y palpitantes, quemantes u opresivas; el dolor aumenta al evacuar y a veces viene acompañado de dolor en la cadera.

La sangre surge en cantidades alarmantes al querer evacuar y, a veces, la sangre surge por goteo después o durante la evacuación. La causa es el estreñimiento, un estreñimiento que se ha pasado por alto, la toma de purgas y por consumir alimentos indigeribles, fritos y condimentados. Otra razón son los hábitos sedentarios y una vida de lujos. El ejercicio excesivo, el montar a caballo, sentarse en superficies frías o sobre el pasto húmedo, así como la presión ejercida por el útero contra los vasos de la pelvis durante el embarazo pueden ser otras causas de las hemorroides.

Primer paso del tratamiento

❀ Evita las especias, las bebidas alcohólicas, los alimentos indigeribles, el café y los alimentos fritos y con alto contenido de grasa.

❀ Consume verduras bien cocidas y frutas maduras; evita los alimentos no vegetales.

❀ Debe evitarse estar de pie durante mucho tiempo, los hábitos sedentarios, el uso de cojines y de un colchón muy suave.

❀ En las hemorroides ciegas (sin sangrado), el dolor puede eliminarse lavándose el ano frecuentemente con agua fría o tibia, lo que resulte más agradable). Sentarse en la tina con agua fría o tibia por un rato o aplicarse una compresa húmeda tan pronto como las hemorroides comiencen a doler.

❀ En las hemorroides sangrantes, los dolores son menores, pero pueden eliminarse bebiendo un vaso de agua fría y descansando (recostarse) por una hora.

❀ Después de cada evacuación, de 10 a 15 minutos de reposo disminuirá el dolor.

Medicamentos

Hemorroides sangrantes

☞ Si la sangre es de color rojo intenso, administra *Millefolium Q*, de 10 a 15 gotas, cinco veces al día durante dos días. Reduce la frecuencia al tercero y cuarto días, cuando el sangrado se detenga.

ɞ Si la sangre es oscura, la evacuación se presenta con dolor punzante, administra *Hamamelis virginiana-Q*, de la misma manera que la anterior.

ɞ Si el sangrado se presenta en poca cantidad con cada evacuación, administra *Phosphorus* 200, una dosis después de la evacuación. Si el sangrado se detiene en la siguiente evacuación, no se requerirá de más medicamento y, si el sangrado aparece de nuevo, administra otra dosis, pero no se debe administrar más de dos dosis de *Phosphorus*.

ɞ Si el sangrado está acompañado de estreñimiento o se presenta diarrea alternada con estreñimiento, así como pérdida del apetito y el sangrado es doloroso, administra *Collinsonia canadensis-Q*, de la misma manera que con *Hamamelis*.

ɞ Si existe sangrado con dolores intensos durante horas después de la evacuación, administra *Acidum nitricum* 30, cuatro veces al día, de preferencia después de cada evacuación.

ɞ Si las hemorroides son sangrantes o no sangrantes, pero ocurren sólo durante el climaterio (menopausia), administra *Aesculus hippocastanum* 30, cuatro veces al día durante tres días.

Nota: si el sangrado no se detiene después de dos días de medicación, consulta con el homeópata.

Hemorroides ciegas

ɞ Si el dolor en la región lumbosacral y el ano se siente como si se tuviesen astillas, administra *Aesculus hippocastanum* 30, cuatro veces al día durante tres días.

᪣ Si las hemorroides presentan una apariencia de cebollas con un color púrpura con una sensación de martilleo y palpitación en la región del ano, administra *Lachesis mutus* 200 en una dosis diaria por la mañana durante tres días.

᪣ Si existe la urgencia de evacuar constantemente, se presenta estreñimiento con comezón y punzadas después de comer; si la presión mental también es la causa, administra *Nux vomica* 30, cuatro veces al día durante tres días.

᪣ Si existe sensación de mordeduras y ulceración en la región del ano, si el ano presenta humedad debido a la constante evacuación, administra *Paeonia officinalis* 30, de la misma manera que la anterior.

᪣ Si existe protuberancia del ano después de cada evacuación, administra *Podophyllum peltatum* 30, de la misma manera que la anterior.

᪣ Si existen cortaduras y fisuras profundas en la región del ano, dolor después de evacuar y si el paciente se presenta inquieto, el orificio anal se presenta contraído, administra *Ratanhia peruviana* 30, de la misma manera que la anterior.

᪣ Si las hemorroides se presentan como un racimo de uvas después de cada evacuación y si la aplicación de agua fría las disminuye, administra *Aloes* 30, de la misma manera que la anterior.

᪣ Si las heces están acompañadas de mucosidad, se presenta dolor durante la evacuación y la lengua aparece blanquecina, administra *Antimonium crudum* 30, de la misma manera que la anterior.

᪣ Si el dolor es quemante y al lavar la región del ano con agua fría no disminuye el dolor, pero sí lo hace la aplicación de agua tibia, administra *Arsenicum album* 30, de la misma manera que la anterior.

🍵 Si hasta el caminar resulta doloroso debido a las hemorroides, administra *Causticum* 30, de la misma manera que la anterior.

🍵 Si el dolor da la sensación de que se introduce un tubo caliente dentro del recto y éste disminuye al aplicar agua fría, administra *Kalium carbonicum* 30, tres veces al día sólo por un día.

🍵 Si existe inflamación y se abultan las hemorroides, ciegas o sangrantes, no hay estreñimiento, pero se presenta mucha flatulencia, la piel es sensible al tacto e incluso el contacto con la ropa es intolerable, administra *Acidum muriaticum* 30, cuatro veces al día durante tres días.

🍵 Si las hemorroides surgen cada vez que el paciente orina, existe estreñimiento con evacuación de heces duras y una sensación de movimiento en el recto, administra *Baryta carbonica* 30, tres veces al día durante cuatro días.

Hipertensión o presión arterial elevada
¿Qué sabes sobre la presión arterial elevada?

Cuando la sangre que circula en las arterias ejerce una presión sobre sus paredes y la presión aumenta más de lo normal, a esto se le llama *presión arterial elevada*. Si contamos las razones que se ocultan detrás de esta enfermedad, existen muchas desde el punto de vista médico; sin embargo, existen dos causas fundamentales que el hombre debe comprender: falta de actividad física y estrés o angustia. Si se modifica el estilo de vida y la forma de pensar, esto reducirá la presión arterial elevada. Una presión normal, que se lee en el instrumento que mide la presión, es de 120/80 mm de Hg.

Cualquier lectura superior a los 140/90 mm de Hg se considera alta. Las otras razones son la obesidad, exceso de ingesta de alcohol, un estilo de vida sedentario, la edad y algunas enfermedades arteriales provocadas por factores genéticos. Después de los 40 años de edad, debemos checarnos la presión arterial cada mes.

Los síntomas de la presión arterial elevada a veces no están bien definidos y el paciente no lo percibe a menos que la presión se eleve demasiado. Por lo tanto, se requiere de este chequeo después de los 40 años de edad, en especial en las personas cuyos padres padecen la misma enfermedad. Durante la revisión de alguna otra enfermedad o durante una revisión médica de rutina, si se descubre una presión arterial elevada incluso antes de los 40 años de edad, deberá atenderse. El hábito de fumar es también una de las causas de esta enfermedad.

Prevenciones

℞ Elimina el cigarro, si es que eres fumador.

℞ Trata de llevar a cabo una rutina de ejercicio físico, comienza por caminar regularmente por las mañanas, montar en bicicleta o nadar.

℞ Consume una dieta libre de grasas y almidones.

℞ Evita consumir grandes cantidades de alcohol.

℞ Reduce tu peso corporal, si tienes sobrepeso, uniéndote a algunas clases de yoga.

℞ Reduce tu ingesta de sal. Existe cierta controversia al respecto, aunque muchos médicos aconsejan la reducción de la ingesta de sal. Las personas que son sensibles a ésta, sólo necesitan reducir la cantidad que consumen. La mejor manera de probar la sensibilidad es reduciendo la ingesta de sal durante 15 días. Haz que te revisen la presión arterial antes y después de esta prueba para conocer la diferencia.

℞ Aumenta tu consumo de vegetales y frutas. Evita los alimentos no vegetales.

℘ Toma dos piezas de ajo cada día después del desayuno.

℘ Trata de evitar las preocupaciones y el estrés en tu trabajo y negocio.

Medicamentos

Tratamiento de primeros auxilios: ninguno que deba llevarse a cabo en casa. Será mejor consultar con un médico

Nota: no se aconseja llevar ningún tratamiento en casa. Consulta con un médico cuando sientas desvanecimiento, mareo, cansancio y jaqueca. Si tienes dificultad para respirar, dolor en brazos o pecho o una especie de temor, consulta con un médico de inmediato.

Indigestión
¿Qué sabes sobre la indigestión?

"La digestión es un proceso mediante el cual el alimento es llevado al estómago y a otros órganos para la formación del quilo, un licor parecido a la leche, a partir del cual se forma la sangre para reparar el continuo desperdicio del cuerpo animal. Este proceso se lleva a cabo de manera fácil, rápida y completa. La indigestión es una desviación de esta función sana en una o más de las cualidades recién mencionadas que puede resultar dolorosa, lenta o incompleta", dice el doctor Ruddock.

Las causas de la indigestión son: comer de prisa, comer demasiado en cantidad, cambiar la variedad de los alimentos, comer con demasiada frecuencia, comer alimentos ricos en grasa y después comer fruta, beber demasiado alcohol y fumar, beber demasiados bebidas gaseosas, té o café, tomar con frecuencia medicamentos para la indigestión sin consultar al médico, fumar demasiado, comer alimentos fritos, grasosos, pesados e indigeribles; comer a altas horas de la noche, exceso de angustias y preocupaciones. En resumen, tomas cosas en "demasiada" cantidad es una de las principales causas de la indigestión.

Primer paso del tratamiento

* Las personas que sufren de indigestión deberán corregir sus hábitos de alimentación.
* No comas con demasiada frecuencia.
* No consumas demasiados alimentos.
* Mastica los alimentos adecuadamente. La adecuada masticación del alimento es primordial. Si tienes algunos problemas dentales, como sangrado de las encías, dientes con caries, etcétera, trátalos.
* Debes evitar consumir una gran variedad de alimentos en una sola comida.
* Toma tus alimentos a tiempo y no cenes a altas horas de la noche. Retírate a dormir temprano y levántate temprano.
* No bebas más de un vaso de agua mientras comes. El agua deberá beberse media hora antes o después de los alimentos.
* No realices ejercicios después de comer.

Consulta con el médico si:

* Los ataques de indigestión son frecuentes.
* Te falta el apetito día con día y tu peso está disminuyendo.
* La indigestión se está experimentando después de la edad de 45 años.

❧ Se ha llevado a cabo alguna automedicación y esto ha incrementado tus problemas de indigestión.

❧ Si experimentas mayor acidez al levantarte por las mañanas.

❧ Si la indigestión está acompañada de tos por mucho tiempo.

Medicamentos

❧ Eructos con sabor agrio y vómito: *Magnesium carbonicum* 30, tres veces al día durante siete días.

❧ Dispepsia de personas ancianas, anémicas y que sufren de indigestión: *Kalium carbonicum* 30, una dosis durante dos días.

❧ Indigestión en bebés que son sobrealimentados y que sufren de intolerancia a la leche; vómito de leche cuajada: *Aethusa cynapium* 30, tres veces al día durante tres días.

❧ Con mal sabor de boca después de consumir alimentos; rechazo por la grasa; sin sensación de sed: *Pulsatilla nigricans,* de la misma manera que la anterior.

❧ Dispepsia crónica; aversión a los alimentos, sensación de hambre sin tener apetito: *Cocculus indicus,* de la misma manera que la anterior.

❧ Marcada flatulencia, eructos después de cada comida, úlcera gástrica; la ingesta de alimentos provoca dolor estomacal: *Argentum nitricum,* de la misma manera que la anterior.

I.T.U.
(infección del tracto urinario)
¿Qué sabes sobre la I.T.U.?

La infección o inflamación de la parte baja del tracto urinario, ahí donde se localizan la uretra y la vejiga, se conoce como I. T. U. Por lo general se presenta en las mujeres. La uretra corta permite la fácil infección. Los síntomas son: dolor, ardor o escaldación al orinar. Se presenta la sensación frecuente y repetida de orinar y el dolor a veces se presenta también en la parte baja del abdomen. La orina puede tornarse lechosa (con contenido de pus) o sanguinolenta e incluso con mal olor.

En los casos agudos puede estar acompañada de fiebre. Ésta no es una enfermedad grave, pero si se descuida y no se trata con medicamentos y métodos alternativos, los riñones podrían verse afectados. La infección puede ser bacterial. Se localiza en el intestino largo y puede viajar fácilmente desde los intestinos hasta el ano y después hacia la uretra y la vejiga. Si no se cura, las bacterias se instalan en la vejiga, provocando inflamación. Un mayor deterioro podría afectar los riñones.

Primer paso del tratamiento

* Bebe agua en abundancia para eliminar las bacterias.
* Elimina el café, el alcohol y deja de fumar.
* Lava tus genitales con agua después de cada orina. Esto debe hacerse incluso cuando no exista infección urinaria.
* Lava el área genital antes y después de la actividad sexual.
* Al lavar el ano después de evacuar, cuida de no limpiar el ano en dirección hacia la parte genital. Lava y seca en dirección opuesta de tal modo que las bacterias de las heces no viajen hacia la uretra.

❀ Asegúrate de cambiar el rollo de papel sanitario con frecuencia.

❀ No uses ropa interior ajustada.

Medicamentos

❧ Si al orinar sientes ardor, dolor, orinas con frecuencia, pero al orinar te esfuerzas y la orina sale por goteo: *Cantharis vesicatoria* 30, cuatro veces al día durante cuatro días.

❧ Si sientes ardor al orinar y las últimas gotas de orina son las más dolorosas; no sientes sed; estás inquieto: *Apis mellfica* 30, de la misma manera que la anterior.

❧ Si existe ardor al orinar y el dolor se presenta al terminar de orinar: *Sarsaparrillad officinalis* 30, cuatro veces al día, de la misma manera que la anterior.

Irritación de garganta
¿Qué sabes sobre la irritación de garganta?

Irritación de garganta se refiere al dolor en el área de la garganta. Por lo general, la irritación de garganta se considera el primer síntoma de un resfriado, infección de la garganta, fiebre glandular o influenza. La irritación de garganta se debe algún tipo de alergia, a la exposición al aire frío, a la contaminación atmosférica y a una infección viral o bacterial. Si la irritación de garganta no viene acompañada de tos, fiebre o corisa, puede tratarse con gárgaras de agua tibia con sal o de té negro con sal. Si se bebe una taza de agua caliente con sal de la misma manera como se toma el té, esto también ayudará a eliminar el dolor de la garganta. Esto deberá hacerse por lo menos dos veces al día.

Primer paso del tratamiento

❀ Es mejor limpiar la garganta con gárgaras tal y como se sugiere anteriormente, por lo menos cuatro o cinco veces al día.

❀ Mantén la garganta cubierta por una prenda caliente, si es temporada de invierno.

❀ Evita fumar.

❀ Evita acudir a lugares concurridos en donde existe mayor cantidad de contaminación.

❀ Descansa durante un día.

❀ Realiza gárgaras con 10 gotas de *Phytolacca decandra Q* mezcladas en 100 ml de agua tibia. Esto debe hacerse dos o tres veces al día y ofrece buenos resultados en todos los casos de irritación de garganta.

Medicamentos

❧ Dolor repentino en el área de la garganta debido a una exposición al aire frío y seco; el paciente se presenta angustiado: *Aconitum napellus* 30, cuatro veces al día durante tres días.

❧ Ardor en la garganta; resequedad; sed inagotable, pero toma el agua en pequeños sorbos, administra *Arsenicum album* 30, tres veces al día durante tres días.

❧ Dolor en la garganta que aumenta al tragar; el paciente puede deglutir líquidos, pero no sólidos; las anginas aparecen inflamadas, administra *Baryta carbonica* 30, tres veces al día durante cuatro días.

❧ Dolor de garganta, la cual se presenta con irritación; el dolor se debe a una congestión. La garganta inflamada con ardor y el dolor se presenta del lado derecho de la garganta: *Belladonna* 30, cuatro veces al día durante tres días.

☞ La garganta presenta formación de pus; dolor repentino y punzante; garganta sensible al frío y al tacto; el paciente siente escalofrío pero transpira, administra *Hepar sulphur* 30, tres veces al día durante cuatro días.

☞ Dolor de garganta del lado izquierdo y después pasa al lado derecho; se presenta inflamación de color púrpura; incluso la presión de la ropa alrededor del cuello resulta intolerable, administra *Lachesis mutus* 200, una dosis por la mañana durante un día y observa. Si es necesario, administra otra dosis al tercer día.

☞ Si el dolor de garganta pasa de un lado a otro con frecuencia, administra *Lac caninum* 30, tres veces al día durante tres días.

Jaquecas
¿Qué sabes sobre la jaqueca?

La jaqueca no es una enfermedad, sino síntoma de una enfermedad general, como indigestión, resfriado, influenza, infección viral, falta de nutrientes, sinusitis, excesiva ingesta de alcohol, ayuno, problemas dentales, problemas oculares, cambios hormonales, menstruación irregular, estreñimiento y como resultado de la tensión mental.

Los dolores pueden ser leves, con una duración de unos cuantos minutos, o pueden prolongarse. La jaqueca puede presentarse en forma de pesadez, puede pasar de un lado a otro, pesadez de los ojos, etc. Ésta puede presentarse con mayor frecuencia con el ruido, la luz o con los esfuerzos mentales. El punto donde se presenta la jaqueca también puede variar. Puede presentarse en la frente, las sienes, sobre la cabeza, detrás de la cabeza o a los lados de la cabeza.

Primer paso del tratamiento

❀ Bebe agua en abundancia.

❀ Si bebes té, sentirás algo de alivio.

❀ Aplica un masaje a la frente y a las sienes con aceite.

❀ Aplica presión con los dedos y los puños sobre el área dolorida.

❀ Ata una prenda alrededor de la cabeza, si esto disminuye el dolor.

❀ Si eres fumador, no fumes cuando tengas jaqueca.

❀ La aplicación de compresas calientes y frías de manera alterna en la base del cuello te darán alivio.

Necesitarás ayuda de un profesional si:

❧ La jaqueca se debe al estreñimiento o a una inflamación.

❧ La jaqueca es recurrente.

❧ Se presenta rigidez en el cuello, vómito, fiebre, salpullido y algunos problemas en la visión.

Medicamentos

❧ Jaqueca con náusea constante; la lengua aparece limpia: *Ipecacuanha* 30, tres veces al día durante tres días.

❧ Dolor palpitante y calor en la cabeza durante la jaqueca; el dolor se acentúa en las sienes, frente y occipucio; el dolor aumenta con la luz, los ruidos y al recostarse por la tarde; la sangre se sube a la cabeza: *Belladonna,* seis veces al día por un día; cuatro veces al día al siguiente día y tres veces al día durante los siguientes dos días.

❧ Por una sobrealimentación; lengua blanquecina; jaqueca que aumenta al bañarse: *Antimonium crudum* 30, tres veces al día durante siete días.

187

๛ Debido a la exposición de corrientes de aire seco: *Aconitum napellus* 30, cuatro veces al día durante un día; tres veces al día durante los siguientes dos días.

๛ Jaqueca con sensación de martilleo que aumenta al salir al sol, durante los periodos menstruales; jaqueca de la escuela en niñas: *Natrium muriaticum* 30, tres veces al día durante tres días.

๛ Jaqueca al estudiar: *Natrium carbonicum* 30, tres veces durante siete días.

๛ Jaqueca que inicia desde la parte posterior del cuello y pasa a la cabeza; deseo de recostarse sin escuchar ruidos; disminuye al orinar; jaqueca por trabajo mental, por fumar y por el calor del sol: *Gelsemium sempervirens* 30, tres veces al día durante tres días.

๛ Jaqueca repentina que aumenta al evacuar, al toser y al moverse; mayor sensación de sed y estreñimiento: *Bryonia alba* 30, tres veces al día durante tres días.

๛ Jaqueca después de una angustia, una decepción, la muerte de un pariente, al inhalar humo, aumenta al evacuar y con una sensación de martilleo en las sienes: *Ignatia amra* 30, tres veces al día durante tres días.

๛ Jaqueca provocada por sinusitis; dolor en la base de la nariz y sobre los párpados: *kalium bichromicum* 200, una dosis diaria durante dos días.

๛ Jaqueca en las mujeres y las niñas provocada por comer alimentos grasos; sin sensación de sed; disminuye al aire libre; dolores fluctuantes en la cabeza; dolor que inicia en la sien derecha; jaqueca por exceso de trabajo: *Pulsatilla nigricans* 30, tres veces al día durante siete días.

๛ Jaqueca provocada por tensión ocular, trabajos de costura; dolor agudo y después de ingerir bebidas alcohólicas en exceso: *Ruta graveolens* 30, tres veces al día durante siete días.

℞ Jaqueca por ingerir bebidas alcohólicas; jaqueca a la luz del sol; hábitos sedentarios; paciente con escalofríos; aumenta en las mañanas: *Nux vomica*, tres veces al día durante siete días.

℞ Jaqueca por golpes de sol, debido a la menopausia o debido a la interrupción de los periodos menstruales. Aumenta y disminuye con el sol: *Glonoinum* 30, tres veces al día durante siete días.

℞ Jaqueca que inicia en el occipucio, se extiende hacia el ojo derecho y se presenta de manera periódica digamos cada siete días: *Sanguinaria canadensis* 30, tres veces al día durante siete días.

℞ Dolor por debajo de la frente, las sienes y se recorre hacia los ojos. Con sensación de que se tiene una banda alrededor de la cabeza. Jaqueca que comienza en el occipucio y se extiende hacia la cabeza, estacionándose en el ojo izquierdo: *Spigelia anthelmia* 30, tres veces al día durante siete días.

Leucorrea
¿Qué sabes sobre la leucorrea?

La leucorrea es un problema ginecológico. Una descarga de varias coloraciones, generalmente blanquecina, ocurre desde el interior del útero o de su revestimiento o entrada. Las mujeres y las niñas lo padecen y, si se descuida, la descarga se vuelve purulenta, produciendo ulceración dentro y alrededor de la abertura. Jaqueca, palidez, estreñimiento, flatulencia y dispepsia se asocian generalmente con la leucorrea. Las causas de la leucorrea son un deterioro en la salud, enfriamientos, parásitos, impurezas, alimentos condimentados, coitos numerosos, abortos repetidos e irritación del útero. En las mujeres vírgenes, se asocia principalmente con el desplazamiento del útero, congestión de los ovarios o congestión pélvica; en las mujeres casadas, se relaciona con una falta de higiene sexual.

Si se reporta leucorrea en niñas y adultas jóvenes, se confina por lo general en la vulva y en la vagina y rara vez implica al útero. La razón de que las niñas padezcan esta enfermedad se debe a la rubeola y la escarlatina. El hábito de la masturbación también puede ser causa de tales casos.

Primer paso del tratamiento

❊ La higiene del paciente debe regularse cuidadosamente.

❊ Se debe prestar especial atención a la digestión y la tendencia al estreñimiento se debe eliminar.

❊ Se debe tener una buena higiene sexual. Se debe evitar tener relaciones sexuales en exceso.

Medicamentos

℞ Húmedo y acre: *Natrium muriaticum* 30, tres veces al día durante siete días.

℞ Profuso, ulcerando las partes: *Acidum fluoricum* 30, de la misma manera que la anterior.

℞ Profuso, oscuro, sangrante: *Agaricus muscarius* 30, de la misma manera que la anterior.

℞ Leucorrea en lugar de menstruación: *China officinalis* 30, de la misma manera que la anterior.

℞ Leucorrea en mujeres lactando: *Acidum phosphoricum* 30, de la misma manera que la anterior.

℞ Crónico con dolor, debilidad, amarillento, espeso: *Aesculus hippocastanum* 30, de la misma manera que la anterior.

℗ Las descargas dejan manchas amarillas en la ropa interior: *Chelidonium majus* 30, de la misma manera que la anterior.

℗ Descarga acre, amarillenta; dolor en la parte baja de la espalda; aumenta entre periodos y después de los periodos: *Kreosotum* 30, de la misma manera que la anterior.

℗ Acre, en forma de clara de huevo; sensación de flujo caliente: *Borax veneanta* 30, de la misma manera que la anterior.

℗ Con dolor de espalda: *Ova tosta* 3x, de la misma manera que la anterior.

℗ Verdoso o amarillento con descarga acre; estreñimiento; sensación de agotamiento; antes de los periodos y leucorrea en niñas: *Sepia officinalis* 30, de la misma manera que la anterior.

℗ Lechosa, cremosa, pérdida de la sensación de sed; mujeres emocionales: *Pulsatilla nigricans* 30, de la misma manera que la anterior.

℗ Ardor, comezón que aumenta en las noches: *Mercurius solubilis* 30, de la misma manera que la anterior.

℗ Ardor, comezón, con apariencia lechosa; antes y después de los periodos menstruales; en niñas: *Calcarea carbonica* 30, de la misma manera que la anterior.

℗ Acre, pegajoso, viscoso, profuso, transparente, aumenta durante el día, después de los periodos menstruales; disminuye al lavar: *Alumina* 30, de la misma manera que la anterior.

℗ Profuso, blanquecino, comezón y estreñimiento; en mujeres obesas, durante el periodo menstrual: *Graphites* 30, tres veces al día durante cinco días.

℗ Purulento, profuso entre periodos, extrema debilidad, náusea al viajar: *Cocculus indicus* 30, tres veces al día durante siete días.

Nota importante: en caso de no haber mejoría, el tratamiento después de siete días deberá ser bajo la supervisión médica. En caso de presentar mejoría, no se requiere de la repetición. Espera 15 días y después toma una dosis del mismo medicamento a la potencia 200. Observa los resultados. El alivio significa que no habrá más medicación.

Mal aliento
(halitosis)
¿Qué sabes sobre el mal aliento?

Si existe un mal aliento persistente, éste se debe a la falta de higiene oral. Si tienes mal aliento, nadie se te acercará y también te evitarán. El mal aliento es resultado de un trastorno del sistema digestivo, gonorrea, encías sangrantes, caries, consumo de alimentos con sabor intenso, como el ajo, la cebolla; por fumar; por masticar tabaco o por beber alcohol de mala calidad. La higiene oral debe ser mantenida como primera instancia.

Primer paso del tratamiento

* En caso de caries, úlceras bucales o sangrado de encías, recibe tratamiento por parte de un médico.
* No dejes de consumir alimentos vegetales y limpia tu boca con un palillo después de cada comida. Cepilla tus dientes después de cada comida. Mastica semillas de anís (*Saunf*), cardamomo (*Chhoti ilaichi*) y clavo (*Laung*) después de las comidas o mantenlas en la boca al hablar con la gente.
* Deberás consumir más vegetales con hojas verdes. Éstos contienen clorofila, lo que previene el mal aliento.

❧ Si el mal aliento persiste por mucho tiempo a pesar de los pasos anteriores, consulta con un médico.

Medicamentos

ᔕ Mal olor de la boca con exceso de salivación; comisuras de los labios partidos y agrietados: *Arum triphyllum* 30, tres veces al día durante siete días.

ᔕ Si las encías están inflamadas; mal aliento; lengua y boca húmedos, pero con mayor sensación de sed: *Mercurius solubilis* 30, tres veces al día durante siete días. Toma la tercera dosis antes del anochecer.

ᔕ Mal olor causado por gonorrea; encías rojas y oscuras; salivación sangrante y fétida: *Baptista tinctoria*, dos veces al día durante siete días.

ᔕ Mal aliento, caries y dolor en dientes; encías ulceradas y sangrantes: *Kreosotum*, tres veces al día durante siete días.

ᔕ Encías sensibles al agua fría; mal aliento por forúnculos en las encías, caries y gonorrea: *Silicea terra*, dos veces al día durante cinco días.

ᔕ Gonorrea; mal aliento; encías inflamadas, púrpuras e inflamadas; salivación con sabor amargo y salado: *Mercurius corrosivus*, tres veces al día durante siete días.

ᔕ Dientes negros y desintegrados; salivación; encías que sangran fácilmente; mal aliento: *Staphysagria*, tres veces al día durante siete días.

Migraña
¿Qué sabes sobre la migraña?

La migraña es una jaqueca paroxismal. Jaqueca severa, recurrente e intensa que inicia principalmente por la mañana y que puede ser unilateral, frontal, occipital o general. Puede durar de dos a tres días de forma leve y puede provocar agotamiento. La jaqueca puede presentarse desde la niñez y a veces se presenta en la edad madura. Puede asociarse con el vómito y, por lo tanto, se le conoce como cefalalgia o ataques de bilis. Pueden presentarse molestias peculiares de la visión en algunos casos.

Primer paso del tratamiento: *ninguno.*

Prevenciones

- ℘ Debemos sabes cuáles son las condiciones, circunstancias o alimentos que provocan la migraña. Puede existir alguna alergia a ciertos alimentos. Anota el alimento que consumiste antes de la aparición de la migraña para tomarlo en cuenta la siguiente ocasión.
- ℘ Hazte revisar la presión arterial y, si es baja, trátala.
- ℘ Si tienes alguna preocupación o angustia, busca la solución.
- ℘ Si no estás durmiendo bien, hazte una revisión médica.
- ℘ Si las luces brillantes y la música estridente disparan tu migraña, trata de evitarlos.
- ℘ Si la migraña surge en ciertos climas o cambios de estación, habla con tu médico al respecto.
- ℘ Si la migraña se debe a la menopausia o a cambios hormonales, el tratamiento será distinto y se requiere la ayuda de un médico.

Medicamentos

- ℘ Por preocupaciones, estudio excesivo en los estudiantes y maestros; dolor del lado derecho; ardor estomacal y vómito de bilis; los ataques surgen en clima caliente o durante el cambio de clima: *Iris* 30, cuatro veces al día durante dos días y tres veces al día durante dos días.

℣ Dolor que se instala del lado derecho y sobre los ojos; jaqueca periódica digamos cada ocho días, temprano y al anochecer: *Sanguinaria canadensis* 30, tres veces al día durante cuatro días.

℣ Por trabajo mental, frío, cabeza descubierta, presión, calor: *Glonoinum* 30, tres veces al día durante tres días.

℣ Por abuso del alcohol, café, especias, tabaco. Desvelos, angustia, excesos sexuales, cabeza congestionada: *Nux vomica* 30, cuatro veces al día durante tres días.

℣ Por problemas menstruales; cambios climatéricos; las mujeres por cambios de humor en el día; debilidad y manchas amarillentas en nariz y mejillas; el dolor se enfoca principalmente en la sien izquierda: *Sepia officinalis* 30, cuatro veces al día durante dos días y tres veces al día durante otros dos días.

℣ Por ruidos estridentes, música estridente y cambio de clima. Palidez y dolor agudo del lado izquierdo del rostro y en el ojo izquierdo. Dolor que puede viajar desde el occipucio hacia el ojo izquierdo. El vómito se asocia cuando el dolor aumenta o llega a su clímax; dolor aumenta en la mañana y disminuye al anochecer: *Spigelia anthelamia* 30, tres veces al día durante tres días.

℣ Al inicio de la menopausia o antes del periodo menstrual; el dolor aumenta durante y después del sueño: *Lachesis mutus* 200, únicamente una dosis.

Náusea (vómito)
¿Qué sabes sobre la náusea del vómito?

La náusea es malestar o una sensación molesta de vomitar. Vomitar es en realidad arrojar el contenido del estómago. Todos hemos padecido estos dos síntoma en alguna ocasión. Tanto la náusea como el vómito se deben principalmente a problemas digestivos, por consumir demasiados alimentos o por consumir alimentos a los cuales somos alérgicos, intolerantes o sensibles. Estos síntomas también se producen por ingerir demasiado alcohol, por algunas substancias tóxicas (envenenamiento por alimentos) o por alguna infección.

La migraña o jaqueca, malestar ante el movimiento como al viajar en un vehículo, así como el miedo o la ansiedad también pueden provocar vómito. La náusea también ocurre en las mujeres embarazadas y los niños vomitan a causa de una fiebre alta en algunos casos. Algunos medicamentos alópatas también pueden provocar náusea en algunas personas. Una úlcera estomacal y los cálculos biliares también pueden provocar vómito.

Primer paso del tratamiento

- ❀ Ofrece al paciente jugo de limón en agua o algún digestivo que esté disponible en los hogares de la India. Éstos ayudan a reducir la náusea y el vómito.
- ❀ Cuida la higiene de la cocina y evita consumir los alimentos que puedan disparar el vómito.
- ❀ En vez de consumir alimentos pesados, consume una dieta ligera.
- ❀ Al comer, mantén el hábito de comer lentamente. No lo hagas de prisa.

Medicamentos

- ℗ El primer remedio importante es *Ipecacuanha* 30, para todo tipo de vómito. Administra una dosis después de cada vómito. Después de la primera dosis, el vómito se interrumpirá de inmediato.

℞ En caso de náusea, administra *Ipecacuanha* 30, una dosis y espera. Si ocurre el vómito, administra otra dosis después de vomitar.

℞ Contra el mareo y vómito por viajar, administra *Coccolus indicus* 30, media hora antes de iniciar el viaje y después una dosis en el vehículo cuando el paciente siente náusea, o una dosis después de vomitar.

℞ Para el vómito en las mujeres embarazadas, administra una dosis de *Sepia officinalis* 30, después de vomitar. No repetir. Si la molestia persiste, es mejor que consultes al homeópata.

℞ Si sientes náusea y piensas que vomitar mejorará tu problema estomacal, toma una dosis de *Nux vomica* 200.

℞ Si existe algún problema gastrointestinal y diarrea con vómito ocasional, ardor de estómago, inquietud y sensación de escalofrío, toma *Arsenicum album* 30, cuatro veces al día durante dos días.

Obesidad o sobrepeso
¿Qué sabes sobre la obesidad?

La belleza del cuerpo yace en su apariencia. Una personalidad dinámica y una apariencia imponente se heredan de los padres (constitución genética); pero el mantenimiento del cuerpo depende del individuo. Si permitimos que el cuerpo engorde por tener hábitos sedentarios y por el excesivo consumo de grasas, tiene que verse gordo y obeso. Así pues, más allá del límite de grasas en el cuerpo de acuerdo con la altura del cuerpo, es malo para la salud y a esa condición se le llama *obesidad* o *sobrepeso*.

La obesidad, por lo tanto, ocurre debido al consumo de más alimentos y a una menor quema de calorías. Ahora muchas escuelas que imparten clases de yoga y ejercicios aeróbicos, así como un control de la dieta, están atrayendo a las personas obesas para controlar su peso. De hecho los medicamentos actúan menos que las medidas que tomamos para disminuir el peso corporal. El sobrepeso aumenta el riesgo de padecer enfermedades graves como las del corazón, hipertensión, diabetes, problemas digestivos, osteoartritis, infertilidad, várices, problemas menstruales y durante el embarazo.

Primer paso del tratamiento

Aquellas personas propensas a ganar peso deberán seguir los siguientes pasos:

- Los alimentos deberán tomarse a sus horas.
- Si bien el desayuno y el almuerzo deben tomarse como se acostumbra, la comida debe ser muy ligera.
- Mastica los alimentos adecuadamente y nunca de prisa.
- Evitar consumir mayor cantidad de azúcar y dulces, grasas y productos fritos.
- Consume un plato de ensalada de la temporada antes de las comidas.
- Bebe al menos dos o tres vasos de agua al tiempo en el día.
- Haz ejercicio regularmente o únete a una clase de yoga.
- Cambia tus hábitos alimenticios y consúltalo con tu maestro de yoga o instructor de aeróbicos.
- No hagas una dieta rigurosa que sólo te ayudará a perder peso sólo por poco tiempo. La excesiva pérdida de peso se lleva a cabo a través de una alimentación sensible y saludable.
- Existen muchos clubes de la salud o compañías que garantizan la reducción de peso en poco tiempo. Estos son programas muy costosos y podrían provocar efectos secundarios también, ya que te ofrecen productos

que suprimen el apetito. Esto afectará tu digestión y la absorción de los alimentos. Aun si se prefieren los medicamentos, será mejor elegir la Homeopatía.

¿Cómo sabes si tienes sobrepeso?

Antes que todo, tú mismo dirás que tienes sobrepeso. Tu figura te lo dirá. En segundo lugar, tus amistades y conocidos afirmarán que has ganado peso. Y finalmente, serás tú quien tendrá que checarlo con el médico o llevar a cabo las siguientes pruebas en casa. La regla principal es que si tu cuerpo pesa 20% más que el valor normal de tu altura, te llamarán obeso. El mejor método para saber algo sobre tu sobrepeso es conocer tu índice de masa corporal o IMC. El IMC es el cálculo de tu altura y peso. El otro método consiste en conocer las medidas de tu cadera y cintura ya que es aquí donde se acumula la mayor parte de la grasa.

Conoce sobre tu IMC (Índice de Masa Corporal)

1. Divide tu peso en kilogramos entre el cuadrado de tu peso en metros. Supongamos que tu peso es de 68 kilogramos y tu altura es de 1.50, el IMC será de 30.22, a lo que se le llamará obesidad (68 dividido entre 2.25, es decir, el cuadrado de 1.50).
2. El IMC menor de 20 es estar por debajo del peso.
3. El IMC de 20 a 25 es sano.
4. El IMC de 26 a 29 muestra sobrepeso.
5. 30 o más significa que estás obeso.

Otra regla para saber acerca del sobrepeso es: si el peso corporal es de 50 kilogramos, esto será normal para una persona de 1.52 metros de altura.

A 2 centímetros superiores a los 1.52 metros, agrega 2 kilogramos a 50. Esto significa que una persona que mide 1.53 metros de altura, debe tener un peso normal de 52 kilogramos. 1.535 metros tendrá un peso normal de 54 kilogramos. Puedes llevar a cabo sumas o restas de dos kilogramos en la figura. Esto significa que una persona con una altura de 1.52 metros y que pesa de 50 a 52 kilogramos es normal.

Por favor, verifica que el método anterior es sólo una simple guía sobre el peso corporal en adultos (hombres y mujeres); basada en cálculos promedio. A continuación aparece un cuadro para algunas medidas:

Altura		Peso aceptable en kg	Obesidad en kg	Exceso en kg
Mts	Pies-pulg			
1.45	4-9	42-53	63	84
1.48	4.10	44-55	66	88
1.50	4.11	45-46	68	90
1.52	5.0	46-58	69	92
1.54 a 1.66	5-1 a 5.5	continúa agregando dos kilos a las figuras anteriores		
1.68	5.6	56-71	85	113
1.70 a 1.80	5-7 a 5-11	continúa agregando dos kilos a las figuras anteriores		
1.82	6.0	66-83	99	132
Y así sucesivamente, de acuerdo con la regla anterior de agregar dos kilogramos.				

Medicamentos

๏ Los medicamentos sólo podrán ayudarte a reducir el peso si llevas a cabo un ejercicio regular y mejoras tu dieta de acuerdo con las anteriores recomendaciones. Si la dieta y el ejercicio reducen tu peso por un kilogramo al mes, los medicamentos, junto con las restricciones dietéticas y el ejercicio reducirán el peso a dos kilogramos por mes.

๏ De 10 a 15 gotas de *Phytolacca Berry-Q* deberán tomarse tres veces al día, de preferencia 15 minutos antes de cada alimento durante un mes. Si se baja de peso, otros medicamentos deberán tomarse bajo la supervisión del homeópata.

๏ Si la obesidad se debe a problemas con la tiroides, toma *Thyroidinum* 200, una dosis semanal durante un mes y consulta al médico después.

๏ Si la obesidad se debe al padecimiento de la gota o al alargamiento de la tiroides, y el paciente tiene problemas de estreñimiento y flatulencia, deberá tomar *Fucus vesicatoria –Q* en la dosis y frecuencia que con la *Phytolacca*.

Nota: existen muchos medicamentos homeopáticos patentados y con diferentes nombres que garantizan una figura esbelta después de usarlos y son fácilmente obtenibles en el mercado. Éstas son mezclas de medicamentos homeopáticos, como la *Phytolacca Berry*, *Fucus vesicatoria*, *Thyroidinum*, *Ammonium bromatum*, *Calcarea carbonica*, *Pulsatilla nigricans*, *Silicea*, *Antimonium crudum*, *Graphites* y así sucesivamente. No tengo comentarios sobre su utilización, porque actualmente no creo en las mezclas.

Otitis o dolor de oídos
¿Qué sabes sobre la otitis?

La otitis es dolor en los oídos. La mayoría de los dolores surgen después de una directa exposición al aire frío, a un mal secado del oído después de bañarse, lavarse el cabello, al bañarse continuamente en un río o una alberca y al introducir al oído un palillo. En la mayoría de los dolores de oído, éstos surgen durante la noche o a la hora de acostarse. Los dolores son repentinos y agudos y pueden o no presentar enrojecimiento o inflamación del pasaje del oído.

Primer paso del tratamiento

- Nunca introduzcas un palillo para remover la cerilla.
- Si algún cuerpo extraño ha ingresado al oído o existe cerilla endurecida, deberá consultarse a un médico para que lo remueva inyectando el oído con agua tibia.
- Para remover esa molesta cerilla, vierte dos o tres gotas de aceite de gordolobo (medicamento homeopático) en los oídos y tápalos con una torunda de algodón. Retira las torundas después de 15 minutos.
- No viertas ningún otro tipo de aceite en los oídos si se presenta dolor o supuración de los oídos.
- Se deben evitar las corrientes de aire frío al conducir un auto o una motocicleta en invierno. Usar un casco al conducir una motocicleta o motoneta es un buen remedio contra la otitis.
- En caso de otitis, resultan muy útiles los fomentos calientes para mitigar el dolor.
- Las personas propensas a las infecciones y dolores de oído deberían tapar sus oídos con torundas de algodón sumergidas en vaselina al nadar y bañarse. Es mejor

evitar las albercas públicas, así como los ríos o lagos contaminados.

Medicamentos

- ҂ Oído derecho: *Belladonna* 30, una dosis cada dos horas, 5 dosis al día.
- ҂ Oído izquierdo: *Chamomilla* 30, en la dosis anterior.
- ҂ Ambos oídos: *Chamomilla* 30, en la dosis anterior.
- ҂ Dolor causado por exposición al aire frío: *Aconitum napellus* 30, en la dosis anterior.
- ҂ Dolor que se extiende hacia la nariz y la frente: *Silicea terra* 200, una dosis en cada oído durante dos días.
- ҂ Dolor con ardor de garganta: *Apis* 30, cinco dosis al día.
- ҂ Otitis recurrente: *Calcarea carbonica* 200, una dosis en cada oído durante dos días.
- ҂ Tintineo, zumbido y obstrucción del oído: *Chamomilla* 200, una dosis en cada oído durante dos días.

Pérdida del apetito o anorexia
¿Qué sabes sobre la pérdida del apetito o anerexia?

A veces, cuando el sistema corporal no está funcionando adecuadamente, no tenemos ganas de comer aunque el placer al comer resulte irresistible. La pérdida del apetito puede ser ocasionada por fiebre, indigestión, ingesta excesiva de alcohol, embarazo, mareo o por razones que se relacionan con la angustia. Sea por la razón que sea, pero se trata de una fase temporal y una vez que se ha vuelto a la normalidad, el apetito regresa. Ningún daño se ha causado por falta de apetito, pero si ésta es persistente, puede tratarse de algo serio. Podría relacionarse con cáncer, hepatitis, hipertensión, infecciones y artritis reumatoide, etc. Durante la continua pérdida del apetito y cuando los medicamentos comunes no están funcionando, se debe consultar con el médico.

Primer paso del tratamiento

* Si tienes el hábito de beber demasiado té o café, reduce la cantidad.
* Intenta hacer ejercicio regularmente o caminar grandes distancias cada día.
* Si eres fumador o masticas tabaco, interrúmpelo o disminuye la cantidad.
* Si tienes diversas preocupaciones por asuntos familiares o de negocios, intenta evitarlas buscando una solución. Expón tus problemas a tus seres queridos y amistades. Esto liberará un poco la tensión.
* Si bebes alcohol, reduce su cantidad.
* Si has estado consumiendo tres chapatis en la comida y piensas que tomar tres es pérdida del apetito, estás equivocado. Tomar incluso un chapati es suficiente, pero consume alimentos con frecuencia, poco a poco, de acuerdo con tu actual apetito. Come pequeñas porciones a tiempo.
* Comer alimentos ácidos o encurtidos antes de las comidas aumentarán tu apetito.

Medicamentos

~ Hambre sin apetito: *China officinalis* 200, una dosis semanal durante dos semanas.
~ Hambre sin apetito y vómito después de comer: *Ferrum metallicum* 30, tres veces al día durante siete días.

- Pérdida del apetito pero le agrega sal a todo lo que come: *Natrium muriaticum* 200, una dosis semanal durante tres semanas (para un total de tres dosis).

- Dolor en la región del hígado y pérdida del apetito: *Chelidonium majus* 200, de la misma manera que la anterior.

- Pérdida del apetito por la mañana, pero desea comer por la tarde y la noche: *Abies nigra* 200, de la misma manera que la anterior.

- Sin apetito a causa de indigestión; sabor amargo en la boca y lengua con capa: *Nux vomica* 200, una dosis a la hora de acostarse, tres dosis en tres semanas.

- El estómago se siente lleno después de consumir poco alimento: *Lycopodium clavatum* 200, sólo una dosis en la mañana. Espera una semana. Si las molestias persisten, toma otra dosis. No repitas.

- Deseo de consumir alimentos ácidos e indigeribles, pero no se desea comer alimentos comunes: *Ignatia amara* 200, una dosis semanal a la hora de acostarse, durante dos semanas.

- Remedio casero y tónico contra la pérdida del apetito sin una razón específica para sufrir de pérdida del apetito: *Alfalfa-Q*, 10 gotas en media taza de agua, dos veces al día antes de las comidas durante 10 días.

Perrillas
(erupciones en el margen de los ojos)
¿Qué sabes sobre las perrillas?

A un forúnculo en forma de erupción, nódulo o como un pequeño absceso en el párpado, generalmente en la base de la pestaña en cualquiera de los párpados de los ojos se le conoce como *perrilla*. Las perrillas generalmente ocurren con frecuencia en algunas personas. Son dolorosas y se inflaman. Un ojo cansado que se expone a la contaminación, al humo y al polvo, puede infectarse. Las causas de las perrillas aún se desconocen, pero se sabe que no es una enfermedad grave. Existe un viejo dicho sobre que la perrilla aparece en aquellas personas que continua y frecuentemente observan sus evacuaciones. Otro dicho asegura que las perrillas se deben al exceso de la actividad sexual (en las parejas recién casadas). No existe ninguna prueba científica de sus causas, pero no le hará daño a nadie si él o ella no observan demasiado sus evacuaciones y evitan tener mucho sexo. Los viejos dichos a veces son consejos de salud muy útiles.

Primer paso del tratamiento

- ❀ Tarda aproximadamente una semana que una perrilla desaparezca por sí sola, aunque no sea tratada. Las perrillas por lo general revientan liberando la pus o sanan al ir desapareciendo lentamente.
- ❀Supuestamente las perrillas son contagiosas, por lo tanto se deben mantener las toallas y los pañuelos por separado.
- ❀ Se debe lavar las manos y el rostro con frecuencia.
- ❀ Intenta no tocar los ojos ni las perrillas.
- ❀ No intentes exprimir la perrilla.
- ❀ Ésta reventará por sí sola y, entonces, limpia el área cuidadosamente de modo que la pus no toque la superficie interior del ojo.

Medicamentos

- ❧ Para las perrillas crónicas o recurrentes, por lo general en los párpados inferiores o en cualquiera de los párpados en los niños, administra *Staphysagria* 200, dos dosis en un intervalo de tres días.

℘ Las perrillas que aparecen principalmente en los párpados superiores, pero que pueden aparecer en cualquiera de los párpados, y cuando el paciente acostumbra comer grasas, administra *Pulsatilla nigricans* 200, de la misma manera que la anterior. *Pulsatilla nigricans* deberá ser la primera opción.

℘ Las perrillas recurrentes y que producen comezón; aparecen también en el margen de los párpados, administra *Silicea terra* 200, de la misma manera que la anterior si la *Pulsatilla nigricans* no funciona.

Problemas en la menopausia
¿Qué sabes sobre la menopausia?

Para cuando la mujer llega a los 40 o 45 años de edad, los periodos menstruales suelen interrumpirse. Ésta es la etapa que se conoce como *menopausia*. Cuando los periodos menstruales se interrumpen, la capacidad para que una mujer pueda concebir un hijo llega a su fin. Comienza entonces una nueva fase de la vida, la cual traerá muchos cambios. Por lo tanto, a la menopausia se le identifica también como un cambio de vida. Esta transición trae consigo cambios físicos acompañados de problemas mentales y emocionales. Algunas mujeres alimentan la mala idea de que no pueden disfrutar de una vida sexual placentera cuando los periodos menstruales han desaparecido. Se sienten culpables al respecto, dando como resultado un sinnúmero de enfermedades psicológicas y físicas.

No existe un tiempo específico para que comience la menopausia ya que esto depende del estilo de vida, de la dieta, las tensiones, las preocupaciones y la medicación. Los ovarios reducen su producción de hormonas y disminuye el abastecimiento de estrógenos al aproximarse la menopausia. Esta producción disminuye rápidamente después y llega a un nivel estable. Los primeros síntomas de la menopausia son bochornos y sudoración nocturna; estos síntomas continúan durante meses e incluso años. Se siente dolor durante el coito debido a la resequedad de la vagina. Jaqueca, insomnio y cansancio acompañado de depresión son otros de los síntomas.

Primer paso del tratamiento

- ☽ Comienza a ejercitarte regularmente, camina largas distancias y realiza otras actividades físicas, como nadar, bailar, etc.
- ☽ Presta mayor atención a tu salud y bienestar en vez de preocuparte u ocuparte de otros miembros de la familia.
- ☽ Consume muchas verduras y frutas.
- ☽ Dieta ligera, entornos agradables, aire fresco y ejercicios moderados.

Nota: si se presentan cambios repentinos de la condición mental o física, se debe consultar al médico.

Medicamentos

- ℗ Toma *Lachesis mutus* 200, una dosis cada 15 días. Dos dosis durante un mes sólo si presentas bochornos, sudoración nocturna, sangrado abundante, cólicos en el útero, sensación de ardor en la cabeza, aumento de los síntomas al despertarte y mayor irritabilidad.
- ℗ Toma *Sepia officinalis* 200, de la misma manera que la anterior durante un mes si se presentan también bochornos y sudoración nocturna, si existe dolor en la vagina durante el acto sexual; se siente mucha debilidad después de realizar el más mínimo esfuerzo.

☞ Toma *Pulsatilla nigricans* 200, de la misma manera que la anterior si presentas depresión debido a la menopausia, si te sientes mentalmente irritable, sufres bochornos, cambios de humor y emociones, cambios de conducta con los miembros de la familia y menor sensación de sed.

Problemas menstruales
¿Qué sabes sobre los problemas menstruales o la menstruación?

La menstruación es una indicación de que la vida sexual de una mujer ha comenzado. Una vez cada 28 días, la mujer expulsa sangre de sus genitales durante cuatro días consecutivos. Toda mujer difiere de estas normas. La edad de la pubertad, la edad de la menopausia, la duración del periodo menstrual, todo difiere. La menstruación se asocia generalmente con la explosión de un óvulo en los ovarios y la renovación del endometrio uterino. La concepción no se relaciona con la menstruación, ya que puede ocurrir independientemente de la menstruación. El equilibrio sensitivo de las hormonas en el ciclo menstrual mensual puede cambiar por muchos factores, como el cambio en el clima ambiental, peso corporal, dieta, ejercicio y estrés y preocupaciones. Existen muchos problemas que se asocian con el ciclo. La menstruación puede ser dolorosa, pesada, irregular, infrecuente o escasa.

El dolor durante los periodos es muy común en las niñas, adolescentes y mujeres jóvenes. Este problema desaparece generalmente después del matrimonio, del nacimiento de un hijo o después de los 25 años de edad. El dolor se siente en la parte baja del abdomen en forma de cólicos con molestia o dolor en la espalda o algunas veces con sensación de náusea.

La menstruación irregular se debe a una ovulación irregular y ocurre durante los primeros años de la menstruación. Se vuelve irregular nuevamente al aproximarse la menopausia.

Los periodos de pesadez surgen principalmente al inicio de la menstruación y después a los 30 o 40 años de edad, siendo la causa un desequilibrio hormonal, estrés, cambio de dieta o alguna enfermedad pélvica inflamatoria, fibrosis o endometriosis. Los periodos escasos se deben a condiciones de anemia, desequilibrio hormonal, toma de píldoras anticonceptivas, pérdida de peso y a trastornos alimenticios.

El embarazo durante los periodos por lo general no ocurre, pero es posible en algunos casos. Siempre es mejor utilizar un método confiable de control natal durante el acto sexual. El acto sexual durante la menstruación no está médicamente prohibido. Es una decisión de pareja. No se prohíbe el ejercicio durante la menstruación, pero de preferencia se debe hacer un ejercicio ligero.

Primer paso del tratamiento

Antes de una semana de la menstruación se recomienda lo siguiente:

- ❀ Cuida muy bien tu dieta, la cual debe contener ácidos grasos esenciales, vitamina B, C y E, calcio y magnesio.
- ❀ Debes consumir alimentos vegetales, muchas verduras verdes, muchos líquidos y frutas.
- ❀ Trata de evitar el estreñimiento.
- ❀ Evita los estimulantes como el café, el té y las bebidas alcohólicas.
- ❀ Lleva a cabo un ejercicio regular como caminata, natación, clases de yoga.
- ❀ No tomes bebidas extremadamente frías ni calientes, así como las temperaturas extremas.

Medicamentos

Nota: no se debe administrar ningún medicamento durante la menstruación. Es mejor tomarlos después de los periodos o por lo menos 8 días antes de la menstruación.

Alivio del dolor menstrual

ॐ Dolores violentos asociados con el calor; sangrado rojo brillante y grumoso: *Belladonna* 30, seis veces al día por un día.

ॐ Si el dolor es agudo y disminuye con un masaje ligero sobre el abdomen y la colocación de compresas calientes: *Magnesium phosphoricum* 6x, 4 tabletas seis veces al día con agua al tiempo.

ॐ Si el dolor disminuye al inclinarse y con el calor, toma *Colocynthis* 30, cuatro veces al día por un día.

ॐ Un baño caliente o almohadillas calientes alivian los dolores.

ॐ Realiza un ejercicio ligero como caminar o nadar, andar en bicicleta o hacer jogging. Esto resulta útil sólo a algunas mujeres.

Menstruación excesiva (Menorragia)

ॐ Dolor en la parte posterior de los muslos y a través de las caderas con una fuerte presión. Dolor severo durante todo el flujo. A mayor flujo mayor dolor: *Cimicifuga racemose* 30, tres veces al día durante siete días.

ॐ Flujo abundante con algunos de los síntomas anteriores, pero que dura con hinchazón del cuerpo y cambio de vida: *Apocynum cannabinum* 30, de la misma manera que la anterior.

֍ Abundante acompañado de jaqueca, cólico, escalofrío, leucorrea antes de la menstruación, ardor y comezón de las partes antes y después de la menstruación; anemia y mareo: *Calcarea carbonica* 30, de la misma manera que la anterior.

֍ Abundante y temprana con distensión abdominal: *Nux vomica*, de la misma manera que la anterior.

֍ Abundante, temprana, intermitente, durante la noche y al recostarse: *Kreosotum* 30, de la misma manera que la anterior.

֍ Abundante, temprana durante dos semanas aproximadamente: *Medorrhinum* 200, una dosis por un día.

֍ Abundante, grumosa, maloliente, difícil de lavar debido a los fibroides: *Platinum metallicum* 30, tres dosis durante siete días.

֍ Abundante hasta el siguiente periodo, oscura, grumosa, irregular: *Secale cornutum* 30, de la misma manera que la anterior.

֍ Abundante, acre, frecuente después de un aborto: *China officinalis* 30, de la misma manera que la anterior.

֍ Abundante, oscura, frecuente, irregular, maloliente, sólo durante el día: *Lilium tigrinum* 30, de la misma manera que la anterior.

֍ Abundante, tardía o interrumpida, aumenta al sentarse, disminuye después de que inicia el flujo: *Zincum metallicum* 30, de la misma manera que la anterior.

֍ Abundante en periodos alternos; dolorosa; escasa el primer día; segundo día acompañada de vómito: *Cyclamen Europaeum* 30, de la misma manera que la anterior.

Menstruación escasa

℘ Menstruaciones escasas, cortas, difíciles y tardías, flujo negro y acre espeso: *Sulphur* 200, una dosis sólo por un día.

℘ Menstruaciones escasas, espasmos acompañados de vómito: *Cuprum metallicum* 30, tres dosis al día durante siete días.

℘ Menstruaciones escasas en un día, con dolor estomacal y la espalda durante el periodo: *Baryta carbonica* 30, de la misma manera que la anterior

℘ Menstruaciones escasas con tendencia depresiva e irregular, dolorosa, el consuelo la agrava: *Natrium muriaticum* 30, de la misma manera que la anterior.

℘ Escasa, dolorosa, aumenta al sentarse, disminuye al caminar: *Alumina* 30, de la misma manera que la anterior.

Menstruación temprana

℘ Temprana y prolongada de siete a 10 días con leucorrea como la clara de un huevo antes de la menstruación, dolores y sed son mínimos: *Gelsemium sempervirens* 30, tres veces al día durante siete días.

℘ *Calcarea phosphorica* 30 (pubertad y pies húmedos durante la menstruación) y *Nux vomica* 30 (sangre negra con desvanecimientos). También se puede administrar cuando los síntomas son los mismos para el *Gelsemium sempervirens*.

℘ Temprana, prologada con terrible picazón; la pierna izquierda se vuelve azulosa y dolorida, empeora al recostarse, descarga de sangre entre periodos: *Ambra grisea* 30, tres veces al día durante siete días.

~ Temprana y profusa al inclinarse; debilidad: *Sepia officinalis* 30, de la misma manera que la anterior.

~ Temprana, profusa, interrumpida después de nadar; lengua blanquecina: *Antimonium crudum* 30, de la misma manera que la anterior.

~ Temprana, profusa, maloliente: *Carbo vegetabilis* 30, de la misma manera que la anterior.

Menstruación tardía, interrumpida

~ Menstruación tardía, escasa e interrumpida: *Pulsatilla nigricans* 30, tres dosis al día durante siete días. Si no funciona, haz un seguimiento con *Sulphur* 200, una dosis por un día y, al tercer día después de haber administrado *Sulphur*, administra *Pulsatilla nigricans* de nuevo durante siete días.

~ Tardía, escasa, interrumpida por enfriarse o mojarse las manos; los senos se agrandan y duelen: *Conium maculatum* 30, tres dosis al día durante siete días.

~ Tardía, escasa, con extrema debilidad: *Sepia officinalis* 30, tres dosis al día durante siete días.

~ Menstruación tardía, escasa, dolorosa, que dura una hora o un día sólo con oftalmia (problemas oculares): *Euphrasia officinalis* 30, de la misma manera que la anterior.

~ Tardía, en especial las primeras menstruaciones son dolorosas, escasas: *Graphites* 30, tres dosis al día durante siete días.

~ Menstruación que no inicia con la pubertad: *Lycopodium clavatum* 200, una dosis semanal durante tres semanas y después consultar con el médico si ésta no aparece.

🔹 Menstruación tardía en niñas, sangrado oscuro: *Ferrum metallicum* 30, tres veces al día durante siete días.

🔹 Menstruación interrumpida en niñas durante meses: *Sabina* 30, de la misma manera que la anterior. Si no funciona, consulte con un médico.

Quemadura
¿Qué sabes sobre las quemaduras?

Las quemaduras sobre la piel son provocadas por exposición al calor, a la electricidad y a sustancias químicas. La mayoría de las quemaduras tienen lugar en la cocina y en el día del Diwali, cuando los locos hacen travesuras. Si se lleva a cabo un tratamiento en casa, la intensidad de las quemaduras puede reducirse y al médico, en el hospital, le resultará más fácil la curación. Si las quemaduras no son profundas, éstas se curarán con la ayuda de la Homeopatía y tomando las siguientes medidas:

Primer paso del tratamiento

🔸 Se debe dar una inmediata atención a las quemaduras. Si las quemaduras son producto de un corto circuito o de sustancias químicas, éstas serán profundas y el primer deber es llevar al paciente con el médico.

🔸 Si la ropa de una persona atrapa el fuego, empújala hacia el piso ya que las flamas siempre viajan hacia arriba. Ahora toma una sábana, un mantel o un saco, cualquier cosa que tengas a la mano y arrójalo sobre las llamas, presionando la tela en todas direcciones. Muchas quemaduras graves pueden evitarse de esta manera.

❋ Tan pronto como se sufren quemaduras por fuego, coloca el área quemada bajo el chorro de agua fría durante al menos 5 o 10 minutos.

❋ Si alguna joya o anillo cube el área quemada, retíralo. Si hay alguna prenda, retírala también.

❋ Si se han formado ampollas en el área de las quemaduras, no las revientes.

❋ Si el área de la quemadura mide más de siete centímetros, la quemadura es más profunda que la piel externa; si las quemaduras se presentan en la cara, la boca, cerca de los ojos o la garganta, lleva al paciente con el médico de inmediato.

Medicamentos

❧ Si no se presentan ampollas, las quemaduras estarán confinadas a la piel, aplica ungüento de ortiga. Internamente, toma *Cantharis,* tres veces al día durante cinco días.

❧ Si aparecen ampollas, toma *Cantharis vesicatoria* oralmente tres veces al día durante cinco días.

❧ Si después de las quemaduras las heridas se levantan, aplica *ungüento de Calendula.* Toma *Cantharis vesicatoria* oralmente tres veces al día durante cinco días.

❧ Si el paciente se encuentra bajo *shock* o pánico debido a las quemaduras, administra dos dosis de *Aconitum napellus* en un intervalo de 15 minutos y después administra *Cantaris vesicatoria* dos veces el día que sufrió las quemaduras. *Cantharis vesicatoria* deberá continuarse tres veces al día durante seis días.

❧ Si las quemaduras son muy profundas y la piel se ha destruido, administra *Kalium bichromicum,* cuatro veces al día por un día y lleva al paciente con el médico.

Nuevas opiniones sobre el manejo de las quemaduras

Algunas personas tenían la idea de que aplicar hielo sobre las quemaduras, aplicar margarina o mantequilla ofrece una recuperación inmediata. Los expertos han visto este método de otra manera actualmente. Dicen que la margarina o la mantequilla retienen el calor de las quemaduras dentro de la piel y al aplicar hielo podrían dañarse los tejidos aún más. Lo mejor que se puede hacer es retirar cualquier prenda y después colocar el área quemada debajo del chorro de agua fría durante algunos minutos. Sumergir en agua por otros 20 o 30 minutos ayudará a disminuir el dolor.

Resfriados comunes (coriza)
¿Qué sabes sobre los resfriados?

La imagen del resfriado común es muy familiar para todos. Comienza con un escurrimiento nasal, estornudos, lagrimeo, estrechez de la garganta, pérdida del apetito y una ligera elevación en la temperatura del cuerpo. Todos los síntomas quizá no estén presentes al inicio y la parte más incómoda del trastorno es el malestar. Este molesto resfriado trae consigo muchos virus, los cuales son combatidos por nuestro sistema inmune. La mayoría de las personas se enfría durante el invierno. Los niños se enfrían más debido a la escasa resistencia de sus cuerpos.

No existe un tratamiento determinado para curar el resfriado de inmediato. Éste toma su propio tiempo, de dos a siete días, de acuerdo con la resistencia que tiene el individuo a las infecciones.

Primer paso del tratamiento

- ✿ En dos tazas de agua, mezcla azúcar moreno (Gurh) y jengibre seco (Saunth) y pon a hervir el agua hasta que se reduzca a una taza. Filtra el agua con un trapo y bébelo cuando esté al tiempo, sorbo a sorbo y sin prisas.
- ✿ En una taza de agua al tiempo, exprime el jugo de un limón y agrega media cucharadita de miel y bébelo tres veces al día.
- ✿ Beber algo de agua al tiempo mezclada con un poco de sal, de cuatro a cinco veces al día, sorbo a sorbo como el té, también alivia el resfriado.
- ✿ Aplicar una capa de aceite de mostaza en las fosas nasales durante el día, disminuye la intensidad del resfriado.
- ✿ Reposa en cama. El moverte por los sitios públicos o en tu negocio cuando sufres un resfriado reducirá la resistencia del cuerpo y te hará más susceptible a las infecciones.
- ✿ Aplica Vick sobre el pecho, espalda y alrededor del cuello a la hora de acostarte para sentir alivio.
- ✿ Lava tus manos con frecuencia con un jabón antibacterial de manera que ningún otro germen entre en contacto con la nariz y la boca.
- ✿ Algunos expertos también aconsejan comer alimentos picantes durante el resfriado. Esto ayuda a que la nariz escurra y actúa como un descongestionante natural.
- ✿ Toma abundantes líquidos, agua, sopa, jugo cuando la tos se vea acompañada de fiebre.

Medicamentos

- ⚘ Si el resfriado se debe a una exposición al viento frío, se presenta jaqueca, estornudos y lagrimeo, sensación febril y temor a enfermar más, toma *Aconitum napellus* 30, seis veces al día por un día. Reduce la dosis a cuatro veces al día, al siguiente día. Reduce la dosis a tres veces al día al tercer día, e interrumpe.

℞ Si hay descarga blanda de los ojos y descarga acre de la nariz, el resfriado disminuye al aire libre y aumenta en el calor, toma *Allium cepa* 30, de la misma manera que la anterior.

℞ Si la descarga de los ojos es acre y de la nariz es blanda, lo opuesto a *Allium cepa,* toma *Euphrasia officinalis* 30, de la misma manera que la anterior.

℞ Si la descarga es acre tanto de la nariz como de los ojos, con inquietud y sed insaciable, pero tomando el agua a sorbos, toma *Arsenicum album* 30, cuatro veces al día el primer día y tres veces al día durante los siguientes dos días.

℞ Si existe una sensación de pesadez en la frente, obstrucción de la nariz durante la noche, pero descarga de la nariz durante el día, toma *Nux vomica* 30, de la misma manera que la anterior.

℞ Resfriado severo con más estornudos, enrojecimiento de la nariz, dolor en la frente y lagrimeo, toma *Sabadilla* 30, de la misma manera que la anterior.

℞ Si la descarga de la nariz es espesa y blanda, se presenta dolor y escalofrío en la espalda, estornudo y el paciente está desganado, administra *Gelsemium sempervirens* 30, cuatro veces al día durante tres días.

℞ Al terminar la primera fase del resfriado y la descarga de la nariz y garganta es espesa y amarillenta, con pérdida de la capacidad de oler y el sabor es amargo o insípido, toma *Pulsatilla nigricans* 30, tres veces al día durante siete días.

Ronquidos
¿Qué sabes sobre los ronquidos?

El dormir y el ronquido están hechos uno para el otro. El ronquido viene al dormir y no molesta a la persona que ronca. Molesta el sueño de otros, quienes dan vueltas y vueltas y se sienten torturados noche tras noche. La ciencia médica ha hecho enormes progresos y ha conquistado muchas enfermedades, pero abatir el ronquido es un sueño muy distante. ¿Por qué culpar a los científicos? Incluso el público no cree seriamente en que se pueda curar. Las personas lo consideran un trastorno y no una enfermedad.

El ronquido se ha ganado la fama internacional debido a la amenaza de insomnio que provoca en los compañeros de habitación quienes, a su vez, no dudan en buscar el divorcio por este motivo. La característica del ronquido es que las personas que roncan no aceptan que roncan cuando duermen. Una respiración ruidosa durante el sueño es roncar.

Un ruido como matraca durante la inspiración producido por las cuerdas vocales o por la acción vibratoria de la campanilla durante el sueño, es roncar. Si existe una pasaje nasal angosto a causa de pólipos, rinitis crónica, catarro, la persona respira por la boca. Esto es roncar. Si la almohada que se utiliza está vieja, gastada, provoca incomodidad y es demasiado baja, la boca se abre y el ruido que produce es el ronquido.

Primer paso del tratamiento

- ✠ Intenta bajar de peso.
- ✠ Evita fumar e ingerir bebidas alcohólicas.
- ✠ Utiliza una almohada un poco más alta, digamos con 8 a 10 centímetros de distancia de la cama.
- ✠ Utiliza tiras o clips nasales que ayudan a respirar mejor y que los encuentras en el mercado.

¿Cuándo consultar al médico?

Si roncas ruidosamente y a menudo; si despiertas sintiéndote cansado; si sostienes la respiración durante el sueño; si a menudo te sientes somnoliento durante el día y si tienes sobrepeso o tu cuello es grueso, será mejor consultar al médico.

Medicamentos

℞ Si el ronquido se debe a la obstrucción nasal y alargamiento de los huesos nasales, administra *Lemna minor* 30, dos veces al día durante 15 días.

℞ Si existen caries o alargamiento de los huesos nasales con inflamación y enrojecimiento de la nariz y un catarro obstinado, administra *Hippozaenium* 30, de la misma manera que la anterior.

℞ Si es un niño quien tiene tapada la nariz y ronca, además de toser, administra *Sambucus nigra* 30, tres veces al día durante siete días.

℞ Una dosis de *Bacillinum* 200, administrada en un intervalo de 15 días, dos dosis al mes, resulta útil para eliminar el hábito del ronquido. Debe administrarse y se debe observar el progreso después de un mes. En el periodo de no administrar el medicamento, puedes administrar *Silicea terra* 12 x un mes, excepto en el día en que se administra *Bacillinum*. *Silicea terra* 12 x deberá administrarse tres veces al día y una dosis es de 4 tabletas.

Sangrado nasal
¿Qué sabes sobre el sangrado nasal?

En un país como la India, donde el clima caliente atrae muchas enfermedades, el sangrado nasal es una de ellas y se encuentra principalmente en los niños. Los adultos no sufren de sangrado nasal. Los ancianos pueden padecerlo en algunos casos. La razón es la ruptura de pequeños vasos sanguíneos en la nariz debido al calor o a que el niño se pica constantemente la nariz, así como a un constante estornudo. Este trastorno es casi insignificante y puede manejarse en casa. Si el sangrado nasal es recurrente en los adultos o en los ancianos, se deberá consultar al médico para checar la presión arterial. Esto es muy raro. Por favor observa que no estamos hablando de epistaxis, o hemorragia nasal (Naksir en hindú).

Primer paso del tratamiento

- Oprime tus fosas nasales con el dedo pulgar y el dedo índice mientras te inclinas hacia adelante y te sientas. Mantén la cabeza erguida. La práctica de echar la cabeza hacia atrás y picar la nariz también puede detener el sangrado, pero existe la posibilidad de que la sangre baje de la cabeza a la garganta y esto podría ahogarte. Un niño puede ahogarse al echar la cabeza hacia atrás. Mantén la presión en la nariz durante 15 minutos.
- Libera la presión de los dedos y si el sangrado continúa, presiona nuevamente por otros 10 minutos.
- Incluso si el sangrado no se detiene, mezcla agua fría con *Alum*. Moja un trapo con esta mezcla y mantén el trapo húmedo sobre la frente por algún rato. Pide al paciente que se recueste al colocar el trapo sobre la frente.

✿ La aplicación de cubos de hielo sobre la nariz también detiene el sangrado.

✿ Después de que el sangrado se haya detenido, toma una taza de leche al tiempo y un plátano.

Nota: si el sangrado de la nariz se debe a una lesión en la cabeza, si el sangrado dura más de 15 minutos a pesar de las medidas anteriores y si está tomando medicamentos homeopáticos, si el sangrado de la nariz es recurrente y si la pérdida de sangre es mayor, consulte a un médico de inmediato.

Medicamentos

☞ *Ferrum phosphoricum* 30, se deben aplicar tres dosis, una después de otra con un intervalo de cinco minutos. Si el sangrado se detiene después de una dosis, no repitas el medicamento.

☞ Si el sangrado es repentino y abundante, una dosis de *Phosphorus* 200 detendrá el sangrado.

Síntomas opuestos y sus remedios
¿Qué sabes sobre los síntomas opuestos?

Éste es un maravilloso ejemplo sobre cómo encontrar un remedio cuando dos órganos del cuerpo o dos síntomas opuestos se encuentran en una enfermedad. Como método de primeros auxilios, el medicamento prescrito en los síntomas contrarios, brinda alivios en la mayoría de los casos. Por ejemplo, si la tos aumenta durante la respiración, se administra un remedio; pero si la tos aumenta durante la expiración, el remedio es distinto. Inspiración y expiración, el proceso de la respiración, son ejemplos de síntomas opuestos.

Primer paso del tratamiento: *ninguno.*

Medicamentos

- ℞ La tos aumenta al expirar: *Aconitum napellus* 30, tres veces al día durante siete días.
- ℞ La tos aumenta al inspirar: *Spongia tosta* 30, de la misma manera que la anterior.
- ℞ La tos aumenta al pasar del aire caliente al frio: *Phosphorus* 200, una dosis solamente, observa los resultados después de cuatro días.
- ℞ La tos aumenta pasando del aire libre a una habitación caliente: *Bryonia alba* 30, tres veces al día durante cuatro días.
- ℞ Los contornos de los dientes se pican: *Mercurius solubilis* 30, tres veces al día antes de anochecer durante cuatro días.
- ℞ Las raíces de los dientes se deterioran: *Mezereum* 30, de la misma manera que la anterior.
- ℞ Boca seca sin sentir sed en cualquier enfermedad o trastorno (es un síntoma inusual porque cuando la boca se siente seca, existe el deseo de beber agua; aquí es distinto): *Pulsatilla nigricans* 30, tres veces al día durante cinco días.
- ℞ Boca húmeda con necesidad de tomar agua en cualquier enfermedad o trastorno: *Mercurius solubilis* 30, tres veces al día antes del anochecer durante cinco días.
- ℞ Enfermedades (por ejemplo jaquecas) comienzan del lado izquierdo y después pasan al lado derecho: *Lachesis mutus* 200, una dosis y esperar por resultados hasta cuatro días.
- ℞ Las enfermedades comienzan del lado derecho y pasan al lado izquierdo: *Lycopodium clavatum* 200, una dosis y esperar resultados hasta una semana.

- Coriza (resfriado) acre (molesto) con lagrimeo (lágrimas) blandas (no irritantes): *Allium cepa* 30, cuatro veces al día durante cuatro días.
- Lagrimeo acre con coriza blanda: *Euphrasia officinalis* 30, de la misma manera que la anterior.
- Dolor de muelas que disminuye con alimento caliente o té: *Magnesium phosphoricum* 30, cuatro veces al día durante cuatro días.
- Dolor de muelas que disminuye con agua fría, helado: *Coffea cruda* 30, de la misma manera que la anterior.
- Cólico que disminuye al doblar el cuerpo: *Colocynthis* 30, cuatro veces al día durante tres días.
- Cólico que disminuye al doblarse hacia atrás: *Dioscorea villosa* 30, de la misma manera que la anterior.
- Sudoración en cuanto se cierran los ojos para dormir: *Conium maculatum* 30, tres veces al día durante tres días.
- Sudoración al despertarse: *Sambucus nigra* 30, tres veces al día durante tres días.
- Estreñimiento antes y durante la menstruación: *Silicea terra* 30, tres veces al día para tomarse una semana antes de la fecha en que se espera la menstruación. El medicamento no deberá tomarse durante la menstruación.
- Diarrea antes y durante la menstruación: *Bovista lycoperdon* 30, de la misma manera que la anterior.
- El niño está bien y juega todo el día, pero se inquieta, grita y se siente molesto toda la noche: *Jalapa* 30, dos veces al día durante una semana.
- El niño llora todo el día, pero duerme bien toda la noche: *Lycopodium clavatum* 200, una dosis por una semana.

Tos
¿Qué sabes sobre la tos?

La tos es una trastorno común y no hay de qué preocuparse si la tos no persiste por largos periodos. Esto no significa que el medicamento no debe tomarse. Un resfriado común, influenza o una reacción alérgica puede provocar la infección del sistema respiratorio. La tos puede ser seca o con flemas. Actualmente, la tos es una acción refleja que se lleva a cabo para despejar los irritantes y las flemas del pasaje del aire. Es un proceso para despejar el tracto respiratorio. También muestra que el cuerpo posee resistencia para expulsar los irritantes del sistema respiratorio. La contaminación del aire, las emisiones de los vehículos, el moco o escurrimiento que sale por la cavidad nasal hacia la garganta irritando el pasaje del aire, cualquier tipo de alergia, cualquier infección viral o bacterial en el pasaje causada por las anteriores razones, son algunas de las causas de una tos simple. La tos es más común durante el invierno y en las áreas donde existe algún tipo de contaminación.

Primer paso del tratamiento

- Evita acudir a áreas contaminadas y si eres fumador, deja de fumar.
- Bebe agua en abundancia durante el día y prefiere beber agua al tiempo al menos tres veces al día.
- Evita comer plátano y requesón.
- Con la tos de invierno, toma una cucharada de miel con cuatro gotas de jengibre o jugo de cebolla dos o tres veces al día.
- Si la tos es áspera, resulta útil inhalar vapor. Mantén una olla con agua hirviendo cerca de ti sobre el piso y siéntate cubriendo tu cabeza y la olla con una toalla grande.

Además de este método, los vaporizadores eléctricos los puedes encontrar en el mercado.

❀ Aplica un masaje suave al pecho, espalda y cuello del paciente con aceite de mostaza y ajo. Para preparar este aceite, coloca 4 piezas pequeñas (ramas) de un ajo en una cucharadita de aceite de mostaza y caliéntalo al punto en que el ajo esté a punto de quemarse o tome un color rojizo. Permite que se enfríe a temperatura ambiente y aplica este aceite retirando los pedazos de ajo. Después de aplicar un masaje suave al pecho, espalda y cuello del paciente, no permitas que el paciente se exponga a corrientes de aire frio. Es mejor hacer esto antes de que el paciente se retire a la cama a dormir.

Medicamentos

℞ Tos por exposición al aire frío y cuando el paciente está demasiado preocupado o temeroso de la tos: *Aconitum napellus* 30, cuatro veces al día por un día y después tres veces al día durante los siguientes dos días.

℞ Tos que produce dolor en partes distantes del cuerpo, ardor de garganta. *Capsicum annuum* 30, tres veces al día durante tres días.

℞ Se siente somnoliento después de los espasmos de tos, la tos aumenta el deseo de toser; paciente mental o físicamente agotado: *Ignatia amara* 30, de la misma manera que la anterior.

℞ Tos por la noche con opresión del pecho; tos que surge del pecho y tos por la noche acompañada de diarrea durante el día: *Petroleum* 30, de la misma manera que la anterior.

℞ Tos durante la inspiración y durante la noche; al respirar aire frío durante la noche y tos seca; cosquilleo en la garganta provoca tos: *Rumex crispus* 30, de la misma manera que la anterior.

꙼ Tos que termina en estornudos, dificultad para levantarse; abundante mucosidad, dolor de espalda al toser: *Senega-Q,* 10 gotas en media taza de agua tres veces al día durante tres días.

꙼ Tos que provoca dolor en el pecho y jaqueca, heces secas con estreñimiento; mayor sensación de sed: *Bryonia alba* 30, cuatro veces al día durante tres días.

꙼ Tos con ronquera, pérdida de la voz, deseo por agua helada incluso con la tos: *Phosphorus* 200, una dosis por la mañana y una dosis por la mañana al tercer día.

꙼ Tos con la sensación de tener polvo en la garganta, pequeños grumos de mucosidad salen por la boca al toser; diarrea alterna con estreñimiento y con tos: *Chelidonium majus* 30, tres veces al día durante tres días.

Trastornos en encías
¿Qué sabes sobre las encías?

El sitio donde tus dientes descansan con firmeza, el área de ajuste alrededor de la base de tus dientes y de toda la hilera de dientes superiores e inferiores, forma una estructura continua de carnosidad llamada *encía.* Las encías no necesitan explicaciones geométricas. Usa el cepillo duro, recibe un golpe en la quijada o intenta retirar las partículas de alimento atrapadas, las encías mostrarán su presencia sangrando. Aparte de las lesiones, si las encías sangran y están inflamadas o provocan mal aliento en la boca, es un aviso de que necesitan atención.

La inflamación de la encía (gingivitis) surge cuando la placa, una capa de bacterias y residuos de alimento que se desarrolla diariamente sobre el diente, no se remueve regularmente cepillando y masajeando. Cuando la placa se acumula en los dientes y en el margen de la encía, se convierte en una substancia parecida al gis llamada sarro. El sarro, a su vez, provoca inflamación de las encías. Si se ignora el problema por mucho tiempo significa que podrías privar a tus dientes de la seguridad de las encías. Los dientes, a su vez, se caerán y muchos problemas bucales se podrían experimentar. Ésta es una causa de inflamación o de sangrado de las encías, siendo las otras causas una nutrición deficiente y alergia a ciertos alimentos. Si la higiene oral, incluyendo el cepillado diario y el masaje con los dedos, es regular, los trastornos de la encía serán menores en un 50%. Para un estudio detallado sobre el cuidado de los dientes y las encías, lee mi libro *"Oral Diseases"*.

Primer paso del tratamiento

- ☙ Cepilla tus dientes diariamente por las mañanas con una buena pasta herbal.
- ☙ Antes de irte a acostar por las noches, masajea tus encías y tus dientes con la ayuda de un "Manjan" herbal (polvo limpiador para dientes).
- ☙ Después de cada alimento, enjuaga tu boca con agua por lo menos durante 10 minutos.
- ☙ No bebas agua fría inmediatamente después de consumir alimentos calientes. De igual manera, no bebas cosas muy calientes.
- ☙ Utiliza un palillo después de cada comida y enjuaga tus dientes después de manera que no quede ninguna partícula en los dientes.
- ☙ En caso de tener sangrado en las encías, aplica aceite de mostaza y sal a los dientes y encías con tus dedos una vez al día. Deja reposar la aplicación durante 10 minutos y escupe. No enjuagues tu boca con agua, sino que debes seguir escupiendo hasta que sientas el sabor original de tu boca.

๏ Evita las cosas ácidas, las cebollas, el picante y los alimentos dulces.

๏ Mastica la comida adecuadamente y evita el estreñimiento.

Medicamentos

๏ Si hay sangrado al cepillarte, las encías aparecen inflamadas y sientes deseos de tomar agua helada, toma *Phosphorus* 200, una dosis y espera tres días para mejorar la condición. En caso de no presentar mejoría, consulta con el médico. Si el sangrado se ha detenido después de tomar *Phosphorus,* repite una dosis después de 10 días. Si existe un sangrado persistente después de la extracción de una muela, una dosis de *Phosphorus* 200, lo detendrá.

๏ Cuando las encías son sensibles al aire y al agua fría, aparecen forúnculos en las encías, ulcerados y dolorosos, toma *Silicea terra* 200, una dosis de la misma manera que la anterior.

๏ Cuando las encías duelen y se presenta ulceración después de la extracción dental, toma *Arnica montana* 30, tres veces al día durante tres días.

๏ Cuando los dientes son sensibles y las encías se retraen; la sangre brota de las encías al cepillarse los dientes, toma *Carbo vegetabilis* 30, tres veces al día durante siete días.

๏ Cuando las encías se presentan abultadas, retraídas y sangran fácilmente; se presenta dolor agudo al tocar las encías y dolor al masticar, toma *Mercurius solubilis,* tres veces al día durante siete días.

Trastornos en los niños

Mojar la cama
¿Qué sabes sobre mojar la cama?

Mojar la cama o enuresis es el trastorno infantil en el cual orinan mientras duermen. Esto puede deberse a irritabilidad por parásitos, a la ingesta de una gran cantidad de líquidos, una alimentación inadecuad que resulta en orina acre y debilad en su constitución. A decir verdad, las causas son oscuras y por lo general requiere de tratamiento profesional. También existen razones tanto físicas como psicológicas detrás del padecimiento. En algunos casos, se debe a una debilidad de la vejiga y en la mayoría de los casos se debe a cierto tipo de miedo o estrés. A un niño que moja la cama hasta la edad de tres años y medio, no debe administrarse ningún medicamento. El tamaño y la capacidad de su vejiga, el lento reflejo de la orden del cerebro para expresar la urgencia de orinar al órgano y el sueño profundo, son las características naturales del cuerpo hasta la edad establecida. Los niños que continúan con este hábito incluso a la edad de cuatro años y más, requieren de un chequeo y de medicamentos.

Primer paso del tratamiento

* Trata primero al niño de manera psicológica. Nunca hables de que moja la cama en presencia de amigos y familiares.
* No reprendas al niño por mojar la cama, ya que no es algo intencional. No es su culpa.
* Se requiere de un estudio para saber si los padres pelean en presencia del niño.
* No se debe castigar al niño por mojar la cama.

❁ Cuelga un calendario en la habitación del niño y marca con rojo la fecha en que el niño moja la cama. Esto lo debes hacer en presencia del niño. Esto te permitirá saber los días en que él o ella mojaron la cama y hacer también que el niño se dé cuenta.

❁ No le des a beber leche al niño a la hora de dormir. Dale la leche de preferencia en la tarde con un dátil hervido.

❁ Reduce la ingesta de líquidos, en especial los líquidos calientes, después de las 8:00 p. m., al menos dos horas antes de acostarse.

Medicamentos

ﾥ Si el niño tiene el hábito de picarse la nariz con frecuencia; comezón en el ano; manchas blancas en la cara; rechina los dientes durante el sueño; piensa que él o ella tiene parásitos y esto puede deberse a los parásitos: *Cina* 30, tres veces al día durante seis días.

ﾥ Moja la cama durante la primera hora del sueño: *Causticum* 200, una dosis semanal durante tres semanas.

ﾥ Moja la cama inmediatamente al acostarse: *Sepia officinalis* 200, de la misma manera que la anterior.

ﾥ Causa física y psicológica: *Equisetum hyemale* 30, tres veces al día durante siete días.

ﾥ Moja la cama y el niño se queja de que la orina le quema: *Verbascum thapsus* 30, de la misma manera que la anterior.

ﾥ El niño sueña que orina y lo hace: *Kreosotum* 30, de la misma manera que la anterior.

ﾥ El niño come tierra, barro, gis, etc., y también moja la cama: *Calcarea carbonica* 200, semanal durante tres semanas.

Nota: es mejor si el tratamiento se lleva a cabo bajo la supervisión de un homeópata después de una semana, indicándole el medicamento que le has administrado.

Tartamudez

Consulta a un médico para un tratamiento después de administrar una dosis del siguiente medicamento de acuerdo con los síntomas.

Intenta esto en casa contra la tartamudez

Aplica sobre la lengua del niño una pizca de sal de montaña (*sendha namak*) mezclada con mantequilla diariamente durante 15 días y observa los resultados. Muchas veces esto funciona si la lengua es gruesa.

Primer paso del tratamiento: *ninguno.*

Medicamentos

- ℞ El niño se esfuerza por hablar: *Stramonium* 200, una dosis semanal, durante tres semanas.
- ℞ Si el *Stram* no funciona, intenta con *Hyoscyamus niger* 200, de la misma manera que la anterior.
- ℞ Específicamente contra la tartamudez: *Bovista lycoperdon* 200, de la misma manera que la anterior.
- ℞ Tartamudez debido a agitación: *Causticum* 200, de la misma manera que la anterior.
- ℞ El niño tartamudea debido a que tiene la lengua gruesa: *Natrium carb.* 30, tres veces al día durante 10 días.

🔊 Tartamudea al pronunciar palabras con X, S, V, T, A y P: *Lachesis mutus* 200, una dosis semanal durante tres semanas.

Anorexia (falta de apetito)

Primer paso del tratamiento: *ninguno.*

Medicamentos

🔊 Hambre sin apetito: *China officinalis* 200, una dosis semanal para un total de dos semanas.

🔊 Hambre sin apetito y vómito después de comer: *Ferrum metallicum* 30, tres veces al día durante una semana.

🔊 Sin hambre pero le gusta mucho la sal: *Natrium muriaticum* 200, una dosis semanal durante dos semanas.

🔊 Pérdida del apetito, el niño se queja de dolor en el lado derecho del estómago: *Chelidonium majus* 200, de la misma manera que la anterior.

Vómito

Nota: administrar una dosis de uno de los siguientes medicamentos de acuerdo con los síntomas después de cada vómito dará mejores resultados.

Primer paso del tratamiento: *ninguno.*

Medicamentos

🔊 Vomita, pero la lengua aparece limpia: *Ipecac* 30, tres veces al día durante dos días.

℞ Vomita pero la lengua aparece blanquecina: *Antimonium crudum* 30, de la misma manera que la anterior.

℞ Vomita después de comer: *Aethusa cynapium* 30, de la misma manera que la anterior.

℞ Vomita después de comer, pero con gran debilidad: *Ferrum metallicum* 30, de la misma manera que la anterior.

℞ Mareo de motor, vomita durante los viajes: *Coccolus indica* 30, tres veces al día por un día al viajar.

℞ Vomita con dolor en el estómago: *Nux vomica* 30, tres veces al día durante dos días.

Estreñimiento

Primer paso del tratamiento: *ninguno.*

Medicamentos

℞ Primera evacuación dura y después suelta: *Calcarea carbonica* 200, por la mañana.

℞ Pequeña cantidad de evacuación: *Nux vomica* 200, a la hora de acostarse.

℞ Heces duras, enrojecimiento del ano, dolor abdominal, frecuente deseo: *Sulphur* 200, por la mañana.

℞ Heces secas, enorme deseo de beber agua: *Bryonia alba* 200, por la noche.

℞ Heces secas que se desmoronan: *Natrium muriaticum* 200, por la noche.

℞ Falta de evacuación por días: *Alumina* 200, por la mañana.

Nota: administra sólo una dosis y observa los resultados durante cuatro días. En caso de poca mejoría, administra otra dosis después de una semana de la primera dosis. Si no hay mejoría después de dos dosis, consulta con el médico.

Fiebre simple
Método de manejo

Administra el medicamento cuatro veces al día. En fiebre mayor a 39 grados Celsius coloca un trapo humedecido en agua fría sobre la cabeza y sobre la frente. Junto con esto, sumerge tus manos en agua fría y moja el parte posterior del cuello y de las muñecas del niño con un toque suave. Haz esto cuatro o cinco veces. De manera similar, después de cuatro o cinco compresas húmedas, revisa la temperatura del niño y aun si la fiebre ha disminuido medio grado, descontinúa las compresas frías y deja de mojar el cuello. La temperatura disminuirá ahora por sí misma. No bañes al niño, ya que podría disminuir la temperatura de manera abrupta. Si la temperatura no disminuye aun después de aplicar las compresas frías, se puede administrar Crocin o Nimulid (en tabletas o jarabe). Bajar la temperatura es el primer objetivo. Olvídate de utilizar medicamentos homeopáticos o alópatas. Dale a beber al niño mucha agua de tal modo que orine y transpire. Dale a comer una dieta ligera como leche con pan, *khichri* (arroz y *gram*).

Medicamentos

- Primera etapa; exposición al frío o al calor; escalofrío; mayor sensación de sed: *Aconitum napellus* 30, cuatro veces al día durante tres días. Reduce la dosis a tres veces al día durante los próximos dos días y después a dos dosis al día durante dos días y la última dosis por un día.
- Fiebre provocada por cambio de clima: *Arsenicum album* 30, de la misma manera que la anterior.
- Fiebre elevada sin sed; cabeza caliente, pies fríos: *Belladonna* 30, de la misma manera que la anterior.
- Dolor muscular, escalofríos en la parte baja de la espalda, sin sensación de sed: *Gelsemium sempervirens* 30, de la misma manera que la anterior.

๖ Con trastornos gástricos, escalofríos, pero no desea taparse: *Nux vomica* 30, de la misma manera que la anterior.

๖ Con inquietud y dolor corporal: *Rhus toxicodendron* 30, de la misma manera que la anterior.

Peso normal en los niños: otras normas (promedio)

๖ Al nacer: 3.2 kg
๖ Al cuarto mes: 6.5 kg
๖ Un año: 9.7 kg
๖ Al sexto año: 18.6 kg

Medidas de la cabeza:

๖ Al nacer: 32.5 cm
๖ A los 9 meses: 42.5 cm
๖ Un año: 45 cm

Dentición:

๖ 6 meses, completa a los 3 años
๖ Nueva dentición: de los 6 a los 12 años.

(Las medidas varían de acuerdo con la constitución del niño y sólo el médico puede decir si el niño tiene o no sobrepeso o le falta peso.)

Úlceras bucales
¿Qué sabes sobre las úlceras bucales?

Las úlceras bucales son erupciones pequeñas, blanquecinas o amarillentas, con un aspecto desagradable y que surgen en la cavidad oral.

La ulceración puede ser individual o en racimos sobre la lengua, por debajo de la lengua, en el interior de las mejillas, sobre el paladar o detrás de los labios. Son muy dolorosas. La razón es una infección subyacente, trastornos digestivos, una dieta inadecuada, estrés, mal ajuste de una nueva dentadura, lesión al morderse la lengua, alergia a cierto tipo de alimento o sensibilidad a la comida. Las úlceras bucales, conocidas como úlceras aftosas o estomatitis, son muy dolorosas. Tienen una base blanquecina y un borde amarillento, son pequeñas y superficiales. Tienden a ser recurrentes y se curan en el transcurso de siete a 14 días. (Para una información detallada, lee mi libro *Oral Diseases*.

Primer paso del tratamiento

☙ No consumas muchos dulces y almidones.
☙ Evita los alimentos y bebidas muy calientes.
☙ Lava tu boca con agua después de cada comida. También ayuda el cepillado de los dientes.
☙ Evita comer mucha sal, limón y mercurio (en los medicamentos).
☙ Se debe mantener una buena nutrición.
☙ En los niños, mantén las cucharas y los biberones limpios y esterilizados después de cada uso.
☙ No debes darles a los niños juguetes sucios para que jueguen con ellos. Los juguetes deben estar limpios y lavados.
☙ Deja de fumar y de masticar tabaco.

Medicamentos

℞ Pequeñas úlceras de tipo aftosa; sangran al contacto; la boca se siente caliente y delicada: *Borax veneta* 30, cuatro veces al día durante dos días y tres veces al día durante los siguientes dos días.

℞ Mayor salivación, las encías sangran y están inflamadas; sabor de boca a metal y existe la sensación de sed aunque la boca esté húmeda: *Mercurius solubilis* 30, tres veces al día durante tres días.

℞ Úlceras bucales con dolor agudo, la salivación es maloliente y acre; las úlceras aparecen en color rojizo: *Acidum nitricum* 30, tres veces al día durante tres días.

℞ Úlceras bucales de cualquier tipo, pero acompañadas de jaqueca: *Belladonna* 30, cuatro veces al día durante dos días.

℞ Úlceras bucales que aparecen como ampollas; sensibles al tacto y se siente alivio al sostener buches de agua fría: *Natrium sulphuricum* 30, tres veces al día durante tres días.

℞ Si las úlceras son provocadas por una nueva dentadura o por una vieja dentadura, consulta con el dentista.

℞ Si las úlceras bucales son recurrentes, será mejor que consultes al homeópata.

℞ Si la curación no se da en 15 días a pesar del tratamiento homeopático o alópata, será mejor que consultes a un especialista en enfermedades orales.

Várices
¿Qué sabes sobre las várices?

Cuando las venas en el cuerpo se inflaman, se tuercen y son dolorosas, a esa condición se le conoce como *várices*. La presión alta en el interior de las venas daña sus válvulas y resulta en el bloqueo de la sangre. Esta concentración de la sangre inflama las venas y las convierte en nudos o torceduras. Esta condición puede existir en cualquier parte del cuerpo, pero las partes más afectadas son las piernas. En la vena de una pierna, las válvulas detienen el flujo de la sangre y evitan que ésta baje hasta la pierna debido a la gravedad. Cuando estas válvulas no funcionan adecuadamente, la sangre se acumula ahí y dilata las venas. Éstas se vuelven de color azul y aparecen los coágulos. Esta condición se puede observar en la parte posterior de las piernas, es decir, en las pantorrillas o en el interior de las piernas. En algunos casos, el dolor es severo y la inflamación viaja hasta los tobillos. La decoloración también ocurre en algunos casos debido a la formación de eczemas y ulceraciones. El único tratamiento en el sistema de la medicina convencional es la cirugía; pero un cambio en el estilo de vida y una dieta acompañada por el uso de la medicina homeopática, puede traer algún alivio.

Primer paso del tratamiento

* Adopta el hábito de caminar por lo menos después de cenar y temprano por la mañana. Esto mejorará el circulación de la sangre en las piernas.
* Si tienes sobrepeso, intenta reducirlo.
* No permanezcas de pie mucho tiempo ni pases largo tiempo sentado.
* Al sentarte trata de colocar tus pies sobre un banco. No coloques un banco por debajo de tus pantorrillas, lo que podría obstruir el aporte de sangre.
* Los que tienen un trabajo en el que deben permanecer de pie muchas horas (médicos y enfermeras en el quirófano) deben pasar su peso constantemente de una pierna a la otra.
* Siempre que regreses del trabajo, recuéstate por un rato con las piernas elevadas arriba del nivel de tu cabeza. Para esto, retira la almohada de tu cabeza y coloca dos almohadas por debajo de tus piernas.

❀ En los viajes aéreos o terrestres prolongados, es mejor que te pares a caminar durante 10 ó 15 minutos cada hora o dos horas.

Dieta yoga

⚘ La dieta juega un papel muy útil en la curación de las venas varicosas. Cambia de inmediato a una dieta vegetariana si es que no lo eres. Consume muchos vegetales y frutas. Todas las frutas cítricas pueden ser consumidas gracias a que contienen nutrientes que fortalecen y dan elasticidad a las venas. La vitamina C es muy útil en este aspecto. Se deben consumir alimentos ricos en fibra, de modo que no haya estreñimiento.

⚘ El yoga es un maravilloso restaurador de las venas varicosas. El Sarvangasana (pararse sobre los hombros) y otros Asanas asociados son muy útiles. Para un programa sobre ejercicios de yoga, consulta con un instructor.

Medicamentos

Aplicación externa

⚘ En todo tipo de várices, aplica loción de *Hamamelis virginiana* dos veces al día, después del baño y al acostarte.

⚘ Várices con auréola de color púrpura; venas de color azul o púrpura: *Aesculus hippocastanum* 200, dos veces al día durante siete días y después consulta a un homeópata para un tratamiento adicional.

⚘ Si las várices se encuentran en la pierna izquierda y aparecen azules o distendidas: *Ambra grisea* 30, tres veces al día durante siete días y después consulta con un médico.

෮ Dolor severo en las piernas y el paciente no puede moverse: *Hamamelis virginia* 30, en la misma forma que la anterior.

෮ Várices con ulceración: *Acid fluoric* 30, en la misma forma que la anterior.

෮ Cuando el paciente intenta elevar las piernas porque bajarlas lo hace sentir que estallarían: *Vipera aspis* 30, en la misma forma que la anterior.

෮ Si las várices han aparecido durante el embarazo, toma *Pulsatilla nigricans* 30, en la misma forma que la anterior.

Nota: siempre es mejor consultar con un homeópata para curar esta enfermedad.

Verrugas
¿Qué sabes sobre las verrugas?

La verruga es una elevación pequeña, epidérmica, delimitada y papilar de la piel. Existen muchos tipos de verruga y diferentes remedios de acuerdo con su ubicación, síntomas y forma. A las verrugas se les llama *crecimientos inocentes* y a menudo son removidas por razones cosméticas dentro del sistema convencional de la Medicina. Los niños y los jóvenes son los más comúnmente afectados.

Las verrugas son producto de microorganismos y son poco inoculables y contagiosas. Sin embargo, las verrugas seniles son producto de cambios nutricionales en la piel debido a la edad avanzada; mientras que las venéreas son producto del contacto con alguna secreción irritante conteniendo un germen que la formó. En general, podemos decir que son brotes contagiosos de células de piel muerta y que permanecen en la capa externa de la piel. En los niños y adultos jóvenes la mayoría desaparecen en un lapso de seis meses a dos años. No existe ningún tratamiento excepto la remoción quirúrgica en el sistema convencional de la Medicina; pero la Homeopatía cuenta con remedios para ello.

Primer paso del tratamiento: *ninguno.*

Medicamentos

> ⚘ Cuando aparecen en forma de coliflor, en racimos, están húmedas y sangran fácilmente al contacto: *Thuja occidentalis 1 M,* una dosis semanal durante tres semanas.

> ⚘ Cuando son sólidas, de tipo córneo o con superficie plana, en el área del cuello, punta de la nariz y en dedos: *Causticum carbonica 1 M,* una dosis semanal durante tres semanas.

> ⚘ Cuando producen comezón, sangran fácilmente, son suaves, esponjosas y dan una sensación de picadura: *Calcarea carbonica 1 M,* una dosis semanal durante dos semanas.

> ⚘ Cuando se localizan en la parte posterior de las manos, alargadas, carnosas o suaves en manos y rostro: *Dulcamara 1 M,* una dosis semanal, durante tres semanas.

> ⚘ Cuando las verrugas se localizan sobre las palmas de las manos y son dolorosas; o en las plantas de los pies con un color amaríllenlo: *Ferrum picricum 30,* tres veces al día durante dos semanas.

> ⚘ Cuando son del tipo de péndulo, sangran fácilmente, dolorosas y grandes: *Acidum nitricum 1 M,* una dosis semanas durante tres semanas.

Nota: será mejor si se consulta con un homeópata después del tratamiento anterior, incluso si se observa mejoría con estos medicamentos.

Consejos para alcanzar el éxito

Si eres un estudiante de Homeopatía, has terminado tus estudios y comenzado a practicar, si eres una persona que te interesas por la Homeopatía, debes haber sentido que cada vez que administrabas un medicamento a un paciente y éste se curaba, sentías una alegría interior. Si esta felicidad se limita a tu pensamiento y no se te ha subido a la cabeza, es un pensamiento sano; pero si esta felicidad está mezclada con orgullo y te sientes abrumado por un sentimiento de abundancia de conocimiento, no alcanzarás muchas metas dentro de la Homeopatía.

El éxito debe darse por hecho si tu conocimiento va más allá del 60% en el tema y el fracaso debe tomarse como una lección de que requieres de más estudio. No te preocupes e intenta saber la razón de tu fracaso al prescribir un remedio. El éxito debe ser ponderado de acuerdo con cómo lo alcanzaste y con cómo vas a hacer que continúe. El fracaso debe ser tomado como un desafío para probar la debilidad al elegir el remedio. Éste es un aspecto sobre cómo pensar acerca del éxito y el fracaso.

Enfermedad en la mente

Debemos coincidir en que todas las enfermedades del cuerpo o de la mente son producto de un sentimiento de negación que existe detrás de ella. El gran doctor Hahnemann le ha concedido gran importancia a la mente; pero piensa en nuestra antigua filosofía hindú. Ésta va más allá del pensamiento de los filósofos de otros países. Nuestra transformación cultural, social y científica no tiene comparación. Los cálculos hechos a la distancia sobre los planetas en el Universo sin los dispositivos científicos adecuados (la astrología y la astronomía descrita por Aryabhat) hacen que el mundo se pregunte sobre la sabiduría que los hindúes poseían. Lo mismo sucede en el campo de la Medicina.

En nuestros antiguos libros de Medicina, nosotros predecíamos mucho antes que el gran Hahnemann acerca de los superpoderes de la mente.

Éstos son algunos hechos sorprendentes. Intenta revisarlos por ti mismo de manera práctica y descubrirás que al menos en un 75% son verdad. Probablemente yo los encontré en ese porcentaje; pero quizás tú descubras que son absolutamente ciertos.

୭ Si tienes miedo, rabia, angustia o tristeza almacenados en tu cuerpo y no has logrado decírselo a tus seres queridos o cercanos, es probable que adquieras un resfriado.

୭ Si la pena y la tristeza han estado almacenadas en tu cuerpo durante mucho tiempo y no lo estás expresando a los demás, es probable que adquieras tumores cancerosos a la larga.

୭ Si no tienes el hábito de mostrar tu enojo o angustia desde la infancia a causa de las actitudes o por temor a tus mayores y esta tendencia a suprimir el enojo lo has llevado hasta la edad adulta, es probable que adquieras artritis.

୭ Si tuviste grandes deseos sexuales en la infancia y los llevaste a la edad adulta, si los mismos deseos no fueron satisfechos debido a que te casaste de modo tardío; y si te casaste a tiempo pero la satisfacción sexual no coincidía con las fantasías, es probable que adquieras enfermedades de la piel y asma.

El éxito yace en la personalidad

El factor más importante para alcanzar el éxito no es conocido por ti, pero tus pacientes lo conocen. ¿No es sorprendente?

೪ La personalidad de un médico no está en la figura, en el cuerpo bien constituido, en una estructura proporcionada, una buena complexión, en los rasgos atractivos y en la personalidad agradable.

೪ La personalidad del médico yace en su trato con los pacientes, en el escucharlos con atención, en darles palabras de aliento para el restablecimiento de su salud y en el apreciar sus intereses.

೪ En vez de que el paciente le desee al médico "buenos días", si el médico se lo desea primero al paciente, esto le agrega encanto a la personalidad de un médico.

೪ La personalidad del médico siempre está bajo la vigilancia de los pacientes. Si el médico es bajo, calvo, oscuro y de una apariencia no agradable, eso no hace ninguna diferencia con los pacientes; es el destello de salud que surge en el rostro del médico lo que atrae a los pacientes.

೪ Si el médico está enfermo, con la nariz enrojecida, tose con frecuencia, tiene escurrimiento de nariz y se ve pálido, los pacientes se sienten más enfermos. "Una persona afligida no puede curar a otros", es lo que los pacientes piensan generalmente. Siempre que no te sientas bien, será mejor que te ausentes de la clínica.

೪ Si el médico tiene la apariencia de tener muchas angustias y preocupaciones, si él o ella reflejan angustia, tristeza, temor o enojo en su rostro, eso será fácilmente leído por los pacientes. No les agradará la idea de entrar en contacto con sentimientos inaceptables que cambien su idea de que un médico es una persona que muestra felicidad. Intenta mostrar un rostro feliz y sonriente y esto será un encanto adicional en tu personalidad.

೪ Ten en mente que el secreto de un cuerpo sano no son los medicamentos que le das a tus pacientes. Es el tipo de personalidad y el poder de convencimiento lo que trabajará más que tus medicinas.

~ El secreto para un cuerpo sano es una mente sana; una mente que se encuentra libre de estrés y de pensamientos negativos.

~ El paciente que acude a ti necesita de tu simpatía y de tu garantía, en cierta manera, de que su mente y alma tendrán la esperanza de una recuperación.

Tus pacientes regresarán a ti miles de veces con distintos padecimientos al descubrir que tu actitud hacia ellos es amistosa y que les otorgas la mejor de las atenciones. Ésta es la personalidad que un médico debe tener.

Apetito por el dinero: el más grande enemigo

Si eres un estudiante de Homeopatía o has terminado tus estudios y estás practicando, tus preocupaciones son cómo ganar dinero así como la competencia en el mercado. De hecho, entraste a esta profesión sabiendo que te ofrecería muy buen dinero. Desde que éramos niños, todos nos hemos alimentado con la idea de que el dinero es la verdadera fuente de la felicidad y de que tienes que trabajar muy duro para obtenerlo.

El dinero no es la fuente de la felicidad; esto te lo puede probar la gente rica. No son felices y siempre los abruman las preocupaciones. El segundo aspecto, sobre que el dinero debe ganarse con un trabajo arduo es verdad. Cree en este dicho y trabaja duro para sobrevivir. Tu ego te asegurará que estás trabajando duro. Por otro lado, si sigues preocupándote de que tienes pocos pacientes y sobre lo que tus parientes y amigos pensarán sobre ti, no ganarás nada. Déjalos que piensen sobre tu supuesta incapacidad para obtener pacientes. Confía en tu trabajo arduo y presta mucha atención a la ética profesional y verás que ganarás dinero a su debido tiempo. Si no trabajas duro y te preocupas por lo que los demás piensen de ti, acabarás sintiéndote culpable incluso aunque hayas ganado dinero de pura suerte. Si obtienes mucho dinero, tendrás miedo de perderlo. El principal "mantra" para ganar dinero y respetar el dinero es trabajar arduamente y dejar todo a la suerte. La suerte no te abandonará si trabajas duro.

Apetito por la competencia: tu mejor amigo

Con respecto a la competencia, debes entender que los que están en competencia contigo en el mercado enfrentaron lo mismo cuando entraron al campo. La competencia ha existido siempre y la gente sigue ganando. La competencia es el mayor fenómeno y debemos luchar por obtener el reconocimiento en el mercado. Piensa ahora muy bien sobre este término de la competencia. Descubrirás que la competencia no es más que la falta de algo. Puede ser falta de dinero, de pacientes, de espacio para trabajar y de una buena ubicación para una clínica. Si está en tus recursos eliminar esas "faltas", la competencia habrá terminado; sin embargo, no es posible hacerlo. La competencia sigue. Comprende esto, podemos sentir que todo se encuentra en abundancia en el mercado. Si careces de algo, está en ti convertir esa carencia en abundancia con el uso del ingenio. Debes rebasar a los demás. Por ejemplo, una nueva clínica puede cobrar menos por la consulta; medicamentos en proporción diaria en lugar de semanal; consultas gratuitas para los pobres; declarar que la clínica es especial para enfermedades infantiles y de la mujer, etc. Puedes colocar en la clínica un letrero que diga: "Cuidados especiales y curación para los ancianos". No se requiere de un campo de especialidad para ese tipo de inscripciones. Éste es un ejemplo. Utiliza tu ingenio y tus ideas innovadoras para obtener la atención del público.

Tres de los valores más importantes para un nuevo competidor de la Homeopatía:

1. Determina lo que necesitas.
2. Decide cómo satisfacer esa necesidad.
3. Haz que suceda.

Emergencias:

Cuándo acudir de inmediato a un homeópata calificado:

- El paciente se muestre muy enfermo y sus síntomas no se asimilen fácilmente.
- No se comprenda la naturaleza de la enfermedad.
- Se presente hemorragia profusa (inexplicable) en cualquier parte del cuerpo o la piel.
- El paciente está inquieto, su respiración es acelerada, poco profunda o demasiado lenta.
- Diarrea de larga duración, unida a una severa debilidad.
- Aparición de delirio o convulsiones.
- Dolor agudo y persistente en el estómago o abdomen y no se presenta alivio después de 15 o 20 minutos de medicar al paciente.
- Aparición de vómito y mareo.
- El vómito comienza después del síntoma inicial de la enfermedad viral.
- El dolor del pecho es agudo y se extiende hacia los brazos, la espalda y los hombros.
- El paciente pierde sensibilidad.
- La temperatura es superior a 40 °C y el pulso es lento.
- La fiebre persiste por más de cinco días.
- Existe un continuo descenso de la temperatura por más de 15 días.

❀ La cefalea es tan aguda que el paciente llora como un niño.

❀ El paciente está confundido y alterado y no es capaz de describir sus síntomas.

❀ La orina es de color pálido, oscuro o con sangrado.

❀ La orina es profusa e incontrolable.

❀ La orina es escasa, con dolor o existe una retención de orina por más de dos horas.

❀ Aparición de extrema debilidad al grado de desmayarse.

❀ Tos jadeante por más de diez días.

❀ La piel o los globos oculares se vuelven amarillentos.

❀ Existe rigidez en el cuerpo y el cuello por más de dos horas.

❀ Las heces son amarillentas o con trazos de sangre.

❀ Aparición de nódulos, quistes, protuberancias, verrugas o lunares o se trata de un caso de enfermedad constante de la piel o de úlceras estomacales crónicas.

❀ Se trata de una enfermedad crónica o de largo tiempo.

Índice

Prefacio   17

Primera parte   21
Una visión   23
Actitudes más sabias para todos   31
Acerca de la Homeopatía   39
Pautas para tener un buen *kit* en casa   49
Un vistazo a los usos de los remedios comunes   59
Las lesiones y la Homeopatía   61

Segunda parte   69
Los síntomas con remedios esenciales   71

Tercera parte   111
Remedio sencillo de acuerdo con los síntomas   113
Emergencias   251

Homeopatía, de Shiv Dua,
fue impreso y terminado en enero de 2013
en Encuadernaciones Maguntis, Iztapalapa,
México, D. F. Teléfono: 5640 9062.

Preprensa: Daniel Bañuelos Vázquez

Cuidado de la edición: Alma Delia Carmona Martínez
Interiores: Angélica Irene Carmona Bistráin